睡眠 眠

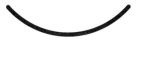

科学睡眠宝典

王溪　程震　著

机械工业出版社
CHINA MACHINE PRESS

本书介绍了前沿的睡眠研究成果，整合斯坦福大学、芝加哥大学、密歇根大学睡眠课程的精华，通过一个个真实有趣的科学实验讲述关于睡眠的重要知识，用通俗易懂的方式阐释上百篇睡眠科学经典论文的研究成果。阅读本书，读者可以了解基本睡眠原理和机制，打造适宜的睡眠环境，制定适合自己的睡眠方案，解决常见的睡眠问题。

图书在版编目（CIP）数据

睡眠自由：科学睡眠宝典 / 王溪，程震著 . —北京：机械工业出版社，2023.3

ISBN 978-7-111-73284-6

Ⅰ . ①睡… Ⅱ . ①王…②程… Ⅲ . ①睡眠－基本知识 Ⅳ . ① R338.63

中国国家版本馆 CIP 数据核字（2023）第 101012 号

机械工业出版社（北京市百万庄大街 22 号 邮政编码 100037）
策划编辑：胡嘉兴 责任编辑：胡嘉兴
责任校对：贾海霞 李 婷 责任印制：单爱军
北京联兴盛业印刷股份有限公司印刷
2023 年 10 月第 1 版第 1 次印刷
145mm×210mm ·9.75 印张 ·1 插页 ·182 千字
标准书号：ISBN 978-7-111-73284-6
定价：59.00 元

电话服务 网络服务
客服电话：010-88361066 机 工 官 网：www.cmpbook.com
010-88379833 机 工 官 博：weibo.com/cmp1952
010-68326294 金 书 网：www.golden-book.com
封底无防伪标均为盗版 机工教育服务网：www.cmpedu.com

前　言

　　睡眠质量是很难被自我准确感知的，大量实验证明，缺少睡眠的人都不认为自己缺觉。不仅睡眠质量无法感知，睡眠的作用也被人类长期低估。不知道你有没有想过，人生大约 1/3 的时间都在睡觉，是否说明睡觉是人类最重要的生理机制之一？要知道很多动物，比如长颈鹿和大象每天只需要睡两三个小时，而人类作为高度进化的动物却需要那么多的时间睡觉，为什么？

　　在现代文化中，爱睡觉的人总是被贴上"懒惰"的标签，标榜自己睡得少才显得自己努力上进。各种媒体上不乏宣称自己每天只睡四五个小时的"成功学大师"，我们也可能听过各种名人如何挑灯夜读、如何挤出时间学习或工作的故事，总之在许多媒体的描述中少睡觉好像才是成功的表现。这其实是过度内卷的一种伤害，睡得少只会适得其反。越来越多的科学研究发现睡眠是人类保持健康最重要的方法之一，人的衰老在某种程度上是由于睡眠质量下降导致的。

　　人们经常能看到关于饮食、运动或饮酒的研究和报道，而很少看到关于睡眠的知识。我们都知道人不吃不喝会死，却很少听说人不睡觉会死。有些媒体会告诉我们：我们不知道人类或动物为什么睡觉，睡觉并不是必需的，很多动物都睡得很少，鲸鱼、候鸟这些动物甚至可以几个月不睡觉，所以缩短睡眠时间可以提高人生的效率。此外，还有很多名人睡眠时间很少却精力充沛的"传说"。

现代科学的研究发现，这些论断全是谣言，睡眠至关重要，非特殊情况不应该缩减。本书用大量科学实验结论来告诉大家关于睡眠的真相，并用简单的语言说明其背后的原理。

人类所需睡眠时间与一定量的饮食营养供给一样，都有最低要求，且随人的状态而改变。我们都知道人类长时间不吃不喝会死，但大部分人不知道，人类长时间不睡觉也会因为器官功能衰竭而死。其实，有一两个晚上睡眠不足或通宵熬夜，你就会发现自己的大脑反应迟钝、运动吃力，熬夜三天以上人就会感觉精神恍惚。睡眠作为生理功能的重要部分，自然也必须符合最重要的生物第一原理——稳态平衡。本书将从睡眠的基本原理入手来告诉大家如何睡个好觉。

研究数据表明，都市人口中有 8% 的人严重缺少睡眠，有29% 的人中度缺少睡眠。我们是如何变成现在这个样子的？大部分人每天清晨都需要闹钟唤醒，我们在坐着听讲座时、看电视时、看书时、乘车时都会睡着。对于现代都市的许多成年人来说，这些是非常典型的场景，大家都觉得是常态，好像没有什么问题。尤其是智能手机普及之后，大家的注意力越来越难集中，越来越焦虑，心理状况越来越差，睡眠问题自然而然就成为最先表现出来的症状。

　　如果你是经常熬夜的年轻人，或者是每晚只睡四五个小时的人，长期如此会有什么影响？会导致什么疾病呢？本书将详细解答。

　　现代科学出现之前，人类忽视了睡眠的重要性和睡眠问题可能诱发的各种疾病，但在过去的几十年中，随着大量脑科学和睡眠科学研究出现，人们逐渐意识到睡眠的重要性，以及存在的许多类型的睡眠疾病。研究发现，全球大约有 1/3 的人会遭受睡眠问题的困扰，在他们生命中的某个阶段会因长时间失眠而遭遇严重失眠问题和其他机体问题。在工业化程度高的发达国家，都市人群的睡眠问题更普遍，而睡眠又恰恰是人健康问题最主要的治愈方式之一。

　　最近几十年来，科学家们逐渐发现了各种睡眠障碍的发病机制，晚上看似简单的睡眠对人体的健康有重大影响。现在有充分的证据表明睡眠障碍会影响我们的生活质量、工作效率和寿命，也会严重影响家庭和谐，增加医疗保险成本和医疗费用。最简单的例子是，睡眠不好会导致车祸概率上升。在美国，每年就有超过 10 万起事故的起因是驾驶员犯困疲劳，因此而导致超过 1500 人死亡，高于醉酒驾驶的事故数量和人员死亡数量。

　　在当今高度技术化的社会中，由于睡眠质量不高导致的问题普遍存在，比如，在高危作业夜班场景下工作的人应该怎样应对，这是睡眠与社会相关的一个重要方面。另一个方面是每天早起上学的孩子们睡够了吗？学校的上课时间设置是否合适？在整个生命周期中，我们如何管理睡眠状态？以及睡眠如何影响整个社会的运转，而社会文化又如何加剧了人们对睡眠的忽视？

地球上的所有动植物为了适应地球上的日夜交替都进化出了与之匹配运行的机制，每天按照 24 小时运转，也就是大家常说的昼夜节律。昼夜节律，就是大脑和体内绝大部分细胞和生理机制按照昼夜的光线变化而改变昼夜状态，通过光线输入大脑的特殊区域去引导自身的一些生理行为。也就是说，在没有人造光源干预的情况下，我们感到困倦的时机和昼夜交替的时点有关。如果你经历过时差，你就知道当我们的内在运行的节律和外部光线不匹配时，会有多么痛苦。

睡眠质量会反映在我们的生理能力和大脑运转的功能上，简单说就是，大脑能否高效运转可以直接表明我们睡眠质量的好坏。因此讲到睡眠，必须提到睡眠医学和神经生物学。我们会谈到睡眠医学的相关历史，通过有趣的历史故事来理解睡眠，了解大脑是如何聪明地调节睡眠的。我们也会从神经生物学的角度来看睡眠，因为大脑也是一种"电化学器官"，它的工作是通过神经元之间的化学传递完成的。除了生理健康方面，我们还会谈到睡眠如何影响人的寿命、发育、情绪等。我们也会分析年轻人和老年人的睡眠方式为何不同，还有何种情况属于睡眠障碍等。

本书也会从脑神经科学的角度去详细分析各种睡眠障碍，包括现代治疗睡眠障碍的各种方法。我们会简单介绍影响睡眠的一些重要神经递质，并将根据睡眠状态来描述每一种物质的作用。

神经科学不仅很直观地描述了睡眠时人脑的各种活动，而且研究了基因变异如何改变睡眠行为。

我想说的是，睡觉真的没有我们想象得那么简单，不是几句话就能说明白的。可能大部分人都不想再听睡眠不足的后果是什么，所以我们先浅入深出地讨论人类为什么需要睡觉，关于睡眠的各种常见问题，以及各种睡眠障碍及其应对方法。一切内容以实用为主，同时我们也会尽量从科学的角度说明。

因为失眠人群的逐渐增多，市面上出现了不少睡眠类书籍，那我们为什么还要再写一本呢？因为随着精神类相关疾病的权威专业书籍《精神疾病诊断与统计手册 第 5 版》（简称 DSM-5）的出版，对于睡眠障碍的分类、诊断和解释都有很多本质上的改动，而且 2018 年之后脑科学又有了更多新的有趣发现，所以非常有必要在 2023 年按照全新的科学解释为大家科普一下。

在专业医学领域，睡眠障碍属于精神疾病（更温柔一些的通俗叫法是心理障碍）的一个分支，一般都以美国精神病学会的《精神疾病诊断与统计手册 第 5 版》作为睡眠障碍的诊断依据，本书的睡眠障碍也按照这本书分类，如果未来有新的版本可能会有所变化。因为睡眠属于精神健康的一部分，所以本书的很多章节都在不停强调睡眠对于心理健康的重要性，希望引起大家对于睡眠的重视。

人生苦短，除了快乐、惊喜、诱惑、成就以外，我们每天都要面对无数的考验和挑战。任何一个事件、一个人、一个声音、一个变化都可能影响睡眠，成为阻碍健康的绊脚石。本书尽量少采用晦涩的理论术语，用简单易懂的语言给读者传授完整的睡眠认知，并且提供科学且易操作的睡眠改善技巧。希望我们可以帮助读者达成睡眠目标。这本书的宗旨就是让我们都过上积极向上、充满活力且拥有睡眠自由的幸福生活。

目　录

1

人为什么要睡觉？

1.1　睡眠真的是必需的吗？

2013 年"中国睡眠指数报告"显示中国人均睡眠时间长度为 8.8 小时，平均在 22 点左右入睡，而到了 2020 年，睡眠时长变成了 6.92 小时，平均在 24 点左右入睡。短短 7 年时间，国人的睡眠缩短了近 2 个小时。《2019 中国青少年儿童睡眠指数白皮书》显示超过 6 成的青少年儿童睡眠不足 8 小时。其中 13 ～ 17 周岁的青少年儿童睡眠不足 8 小时的占比达到 81.2%，6 ～ 12 周岁的青少年儿童睡眠不足比例为 32.2%。

睡眠大幅减少，从表面看起来好像也没有什么问题。毕竟经济高速发展，在快节奏的现代生活中，我们有太多事情需要做：学习、工作、社交、运动等，更不用说还需要一些时间娱乐放松一下。为了满足这一切，我们一般都会牺牲睡眠，睡眠永远都是被最后考虑的。

睡眠，表面看起来是静止不动的安息状态，但犹如浮在海面的冰山一样，下面有巨大的冰山和暗流的涌动。睡觉时，我们的身体也在进行很多活动。为了满足人体所需，我们必须睡觉，否则身体就会开始出现问题。当然，睡眠可以帮助你在劳累一天后恢复体力，但现有研究发现恢复体力并不是睡眠的主要功能。我们睡着的时候，体内器官都在努力地工作，大脑更是高度活跃，在特定阶段甚至比白天还要兴奋地高速运转着。

美国国立卫生研究院（National Institutes of Health，NIH）

的睡眠专家和神经科学家米特勒（Merrill Mitler）博士说："睡眠以一种不同于日间活动的方式为我们身体的各个部分提供服务：分子、代谢、生长、能量平衡，以及智力、记忆、机敏性和情绪。"睡眠不仅仅是大脑必需的，睡眠几乎会影响我们体内的每个器官和组织。它会影响生长激素和压力激素，还有我们的免疫系统、食欲、呼吸、血压和心血管健康。作为地球上最聪明的种族，经过百万年的长期进化，人类认为非常重要的进食也就占用人生约 1/12 的时间，睡眠竟然占据人生 1/3 的时间，那么必然是非常重要的。

对于地球上所有的生物，有一个关键词叫作"稳态平衡"，在本书中我会反复提到。生物学中的"稳态平衡"是指生命系统为维持体内物理和化学状态的稳定，而必须处于某范围内的一种动态平衡，简单说就是要使人体的所有参数维持在一个合理范围内。正如日月相互交替以保证地球表面既不会太冷也不会太热，人和动物体内的所有功能也需要不停地交替才能维持在一个合理的范围内。

人类和地球上其他生物一样，只有生命体征保持在一定的稳态范围内，才能维持我们的最佳状态，并维持尽量长久的生命。当这些变量中的一个超出其合理的范围，我们轻则感觉不适，重则生病。当稳态平衡被彻底打破时，可能会危及生命。不论是疾病、中毒、受伤失血过多、体温过低，还是更严重的脑细胞死亡，又或者是功能严重失灵，都属于稳态平衡被打破或者彻底无法保持稳态平衡。

占据人类生命 1/3 的睡眠就是维持人体"稳态平衡"的关键，所以睡眠是必需的。下一节，我们将会详细讲解睡眠的作用。

1.2 睡眠的作用究竟是什么？

睡眠并不是一种固定的安静状态，在那期间大脑在进行大量非常复杂的活动，而脑科学还未完全破解睡眠的秘密。要完全破解睡眠，还需要脑科学领域有更多的突破，但是，这并不妨碍我们以现有的大量发现来解释睡眠的作用。

人在睡眠状态下要做很多事，睡眠以阶段性周期的方式进行，分为浅睡、深睡和快速眼动三大状态，每种状态也有不同的阶段，后面介绍睡眠周期时我们会详述。

首先，睡眠并不是为了减少能量消耗，虽然在正常睡眠期间的代谢率会比醒着的时候低 15% 左右，但身体和大脑在很多睡眠阶段都是高度活跃的，耗能甚至比清醒时的安静状态还要高很多。其次，睡眠也并不是为了在夜间躲到安全的地方，这反而让人类和其他动物容易被食肉动物捕食。最后，虽然动物都需要睡眠，但是不同物种进化出了完全不同的睡眠模式以应对其独特的进化压力。

正如前面所说，睡眠是一个主动而不是被动的过程。植物不需要睡觉，而动物在一定量的活动后需要睡觉，进入另一种生理状态来恢复身体机能，并重新调整体内的生理状态以达到"稳态平衡"，简单说，就是需要对醒着的时候发生的一切进行代谢，**睡眠的本质是生物必需的代谢需求**。让我们简单了解一下睡眠中发生了什么，从而帮助我们了解睡眠的作用。现阶段能达成共识的几种科学假设，都认为睡眠有以下三大功能。

（1）维持身体的新陈代谢平衡，完成修复、控制发育和调节免疫系统

人体内有大量神经递质、激素等，需要保持微妙的平衡才能让人每天醒来以良好的状态投入新一天的活动中。如果任由体内任何一种生理活动持续进行，都会导致过度，最终伤害人体基本的生理机能，打破稳态平衡。

越来越多的科学实验证据表明，所有活的多细胞生物都需要睡觉，只不过睡眠时长和睡眠方式各有不同，我们在后面会详细解释。近年科学家观察到，即便是没有脑细胞的秀丽隐杆线虫、水螅也会睡觉，因为身体需要新陈代谢或消化。从动物进化学的角度来说，在动物进化出大脑之前，就先有了内脏，有了内脏就需要代谢。从进化的角度来说，睡眠比大脑更早出现○。

○ A sleep-like state in Hydra unravels conserved sleep mechanisms during the evolutionary development of the central nervous system. Kanaya H J，Park S，Kim J H，et al. Science Advances，2020，6（41）.

首先，睡眠是保持代谢平衡的必要条件。

所有动物，不论是脊椎动物还是昆虫，在睡眠休息阶段时身体的新陈代谢都会减少，神经系统发生变化。在一天的不同时间，细胞会发挥不同的代谢功能，来做不同的事情，帮助我们调节。正如前面提到的，睡眠最主要的作用就是调节体内的各种代谢活动，以维持体内的稳态平衡，这对人体非常重要。

当你处于休息阶段时，身体活跃度下降，体温下降，与此同时大脑的功能也会发生很多变化。睡觉时，大脑内持续发生的变化比清醒时更大、更剧烈，这在脑电图、核磁共振脑活跃图、化学药理监测上都能准确反映，这些剧烈活动说明身体在进行新陈代谢。

其次，大脑经过一天的运转，必须要进入睡眠状态才能恢复。

大家都知道人在睡眠过程中身体可以自行恢复并清除日间活动期间积累的各种生理代谢堆积的有害物质。但大部分人并不知道，大脑需要睡眠才能恢复，而身体其余部分在醒着的静态休息中的恢复效率并不比睡眠期间差，所以从某种意义上来说睡眠主要是为了大脑。而且，睡眠期间是细胞修复 DNA 最高效的时间段[⊖]。大脑的这种恢复主要发生在深度睡眠期间，在此期间，体温、心率和脑部氧气消耗会降低来支持大脑加速恢复。睡眠具有强大的恢复功能，可帮助清除大脑中积累的蛋白质和潜在的神经

⊖ Parp1 promotes sleep, which enhances DNA repair in neurons. Zada D, Sela Y, Matosevich N, et al. Molecular Cell, 2021, 81（24）: 4979-4993.

毒性废物,这些废物可能导致各种疾病、过早的衰老和神经认知障碍。

我们都知道智能手机或电脑运行久了会有很多残留进程同时运行,从而拖慢运行速度,关闭无用的进程可以加速。大家会发现在连续几晚熬夜后做事效率变低、反应慢、注意力很难集中、身体肌肉酸痛等。这背后的原因是什么呢?大脑运行一天后会有大量神经突触紧密连接,维持和增强神经突触连接会消耗大脑大部分的资源,并削弱细胞的其他功能,例如合成蛋白质修复损伤细胞。睡眠可以关闭或削弱神经突触连接,减少不必要的大脑资源调用,否则大脑的新陈代谢运行会很快劳损过度直到难以维持。睡醒后,我们的警觉性会提高,神经和肌肉反应时间缩短,可以更好地应对突发危机。同时,脑脊液会清理掉大部分与疲劳感有关的大脑化学物质,让人恢复精神。

再次,睡眠对于体内各种激素分泌的时间和幅度起关键作用。

因为各种激素在能量平衡和新陈代谢中起主要作用,所以睡眠对体内的新陈代谢具有相当大的影响。我简单举例说明一下,深度睡眠期是脑垂体释放人体生长激素最重要和最多的时期,而生长激素决定了青少年的生长发育,所以人长个子都是在晚上;对于成年人而言,则可调节新陈代谢和自我修复并形成健康的肌肉和提升骨骼质量,这也是健身的人都说睡眠很重要的原因,因为肌肉主要在晚上长。相反,缺少睡眠时,你的身体无法进行合理调节，会自动堆积脂肪。

最后，睡眠对于免疫系统至关重要[一]。

睡眠可以加速伤口愈合[二]。2014年的一项研究发现，剥夺睡眠会导致癌症，并削弱免疫系统消灭癌细胞的能力，加速体内器官癌变。睡眠时大脑会调整和清理全身各种激素，让第二天大脑和神经的功能"满血复活"。睡着后，你的免疫系统会释放一种被称为"细胞因子"的小蛋白质，它能调节免疫系统，让人处在最佳的防御状态。

最近几年，科学家还发现人的大脑中有一种只有在睡眠中才活跃的胶状淋巴系统，它在清醒时不起作用。在夜间活跃时，它会清理特定的血管和淋巴系统中的废物，包括细菌、病毒和导致阿尔茨海默病的 β - 淀粉样蛋白。这一切都表明睡眠的确可以增强免疫功能和防止神经元退化。

（2）巩固学习、认知和记忆

有一种通俗的信息处理理论认为大脑像计算机机械硬盘一样，白天对发生的事情进行了大量记录，然后在睡觉时需要进行

[一] Effects of acute and chronic sleep loss on immune modulation of rats. Zager A，Andersen M L，Ruiz F S，et al. American Journal of Physiology-Regulatory，Integrative and Comparative Physiology，2007，293(1)：R504-R509.

[二] Association between Immune System and Sleep Parameters Among Adults with Bronchial Asthma. OH Al-Jiffri，FM Al-Sharif. Electronic Journal of General Medicine，2021，18（2）：282.

认知的碎片整理和重新检索排序并储存。人在睡眠时，有一个阶段眼睛会快速移动，此时人脑高速活跃，各种记忆和印象碎片重组排放，这可能是导致稀奇古怪的梦产生的原因。而生理机能理论认为睡眠可以通过高度活跃的大脑刺激促进神经发育并形成各种新的神经信号回路，建立更多的神经连接。所以，小孩子睡觉时的快速眼动睡眠需求更多，做梦时间也更多。

睡眠好的人，记忆会更清晰，因为大脑进行了深度学习、排列组合归类所有的事项和时间线，大脑缓存也得到了更好的释放，效率更高。最新的研究发现，人在深度睡眠阶段大脑皮层的少数活跃的神经元会形成集合，选择性隔离特定神经元，让这些神经元在海马体与皮质信号交流中发送重要信息，以形成长期记忆。事实证明，睡眠在所有长期记忆形成中都起到了关键作用。

记忆不是只存在大脑的某一个位置，而是在大脑的不同部位形成了不同类型的记忆。通常分为两类。

第一类，陈述式记忆（declarative memory），顾名思义就是可以用文字描述出来的记忆，是有意识的记忆，例如电话号码、人的名字、书本内容。

第二类，程序性记忆（procedural memory），也叫作非陈述式记忆，一般是人的多个感官知觉综合的记忆，例如骑自行车需要调动平衡感、触感等多个知觉，且无法量化地用文字描述。这类记忆往往需要人多次尝试才能逐渐获得，在利用这类记忆时不需要意识的参与，也就是人们常说的学会就不会忘的技能。

人熟睡时，会在深度睡眠和快速眼动睡眠状态间切换，这两个不同的睡眠阶段都有助于增强复杂的陈述式记忆。对于读书的学生来说，很可能有过这种体验，如果你天天熬夜导致睡眠不足，去参加考试，你明知道这是做过的题，却怎么都答不上来了，这就是因为缺少睡眠导致大脑无法检索出学过的知识。造成这种情况的部分原因是，在睡眠过程中白天的短期记忆没能得到巩固变成长期记忆。很多研究认为，在深度睡眠和快速眼动睡眠期间，你的记忆整理后可以让你更加快速地回忆起看过的信息。因此，如果你一直在学习，从来没有好好睡过，学习效率反而会下降，因为你没有利用大脑的记忆整理机制帮助你以更长久的方式将记忆存储在大脑中。因此，在考试之前你最该做的是睡个好觉，记忆会更好，思维也会更加敏捷。

关于程序性记忆，在一个脑科学研究中，实验人员要教实验对象学一些手势动作，然后将其分成两组，一个组在早上学习任务下午测试，另一个组在晚上学习任务第二天再测试。他们发现，一旦在学习和测试之间引入睡眠，被试睡醒后的表现明显好得多。有多个实验证明如果以快速眼动睡眠为主的睡眠不停被打断或质量不好，则程序性记忆会很差。

研究还表明，睡眠不足实际上会干扰视觉和听觉的学习能力，尤其是在 N2 阶段的睡眠被干扰，影响最大。睡一晚之后，被试的表现要好得多，有时甚至小睡一会儿也很好。而 N3 阶段的慢波深度睡眠和快速眼动睡眠对于学习和记忆则更重要，在这两个特定阶段如果受到干扰，会导致所获得的知识丢失。

（3）调整情绪

对于很多忙了一天的人来说，一天中最开心的时刻就是躺床上睡觉。人类现在已经不需要像动物一样四处觅食、随遇而安，晚上也不需要防御天敌。人有个舒适的环境可供睡觉，是件非常幸福的事，躺下后一切烦恼都没有了。正如前面提到的睡眠是自适应的行为，对于大多数生物而言，睡觉可以让它们恢复平静、节省体力、躲避危险，本身就是一件开心的事。

睡觉时，我们的体内有很多机制帮助我们调节情绪。除了前面提到的清理大脑中的压力激素等，控制睡眠的光敏细胞会影响褪黑素分泌，从而影响睡眠质量，同时会投射到大脑中的情绪调节区域触发情绪，比如抑郁、焦虑等。而快速眼动睡眠阶段发生的肌肉麻痹会使我们无法做出动作去执行自己的梦，但同时又把积压的情绪彻底释放了。

快速眼动睡眠阶段，曾经被称为"悖论性睡眠"，因为看起来和传统的睡眠概念是自相矛盾的。在此期间，人或动物的脑电图看起来都和清醒时完全一样，思维高度活跃，但实际上人或动物都处于熟睡状态。这个时候人的全身绝大部分肌肉都处在麻痹状态，被称为快速眼动睡眠期间的肌张力抑制。有一种科学假设是人在全身肌肉麻痹的时候，大脑在高速运转，这样可以使我们在大脑做梦时无法真的通过身体执行动作，防止我们伤害到自己，但又可以把情绪彻底释放，是进化出的一种非常强大的能力。

快速眼动睡眠期间可以清除大脑中蓝斑核分泌的去甲肾上腺素。去甲肾上腺素，是人体最重要的激素，负责集中注意力，让大脑和身体兴奋起来做好行动准备，它还可以改善情绪和缓解疼痛。快速眼动睡眠期间，去甲肾上腺素减少，同时应激激素也有所降低，从而让大脑激活更多回忆，有时候会夹杂碎片记忆呈现在梦境中，但减弱了我们对这些回忆的情绪，让我们更客观地思考过去。因此，长期睡眠质量越高，对触发情感记忆的事件做出的反应就越温和，内心也就不会那么脆弱。

睡眠与情感之间还存在更明显的联系。决定人白天状态的体内激素水平也主要由睡眠决定，例如皮质醇。这种帮助人类应对压力的激素，在清晨增加并使人醒来；但在睡眠期被抑制，从而减少人的压力感知。另外，通过核磁共振扫描可以观察到睡眠不足的人，大脑深处的控制情感的区域会异常活跃，专门负责产生强烈情绪的杏仁核反应比正常情况下要强烈近 60%。在那些睡眠不足的人的大脑中，控制人整体行为的前额叶皮质与控制情绪的杏仁核之间的正常交流和联系基本上被切断了，大脑无法控制过激行动，这就是睡眠不足的人很容易在情绪方面失控的原因。

美国国家精神卫生协会（NIMH）进行了另一项研究，通过限制 50 名 7 ~ 11 岁青少年的睡眠发现，睡眠不足会影响孩子的心理健康，使孩子的负面情绪增多，并减弱孩子清醒时积极的情感体验。例如，若孩子们两晚没睡好，便可导致快乐的情感体验减少，对事物的积极性降低，并且不易回想起快乐和积极的事情。相反，如果他们的睡眠时间是正常且充足的，那么他们则不易出现负面情绪。儿童有睡眠问题时易表现出焦虑和抑郁。青少年期是人类情绪调节系统发展至关重要的时期，睡眠时间的增加有助于提高青少年儿童大脑可塑性。早期实施干预，有助于调节儿童和青少年的情绪，降低其出现抑郁和焦虑的风险。

同时，医学界也发现，所有精神类疾病都被发现和睡眠质量不好有高度关联，比如患有严重抑郁症的患者通常会并发失眠。多种抗抑郁药物，都有促进觉醒的神经递质的作用，但会导致失眠，失眠又反过来加重抑郁，所以现在欧美医学界对于抗抑郁类药物持谨慎态度。情绪类药物和助睡眠类药物的相互抵抗，也是药理界的一个重要难题。如果能够诱发良好的睡眠，的确可以治愈很多精神类疾病。

1.3 睡眠的三大机制

醒与睡看起来是两个独立的持续稳定状态（但即使是在一个人的体内，各种激素也无时无刻不在发生着相互抑制的斗争），如同人体内的其他稳态平衡功能一样，它有点像跷跷板，从一个状态慢慢转换到另一个状态，一直交替循环。负责大脑清醒的区域会抑制睡眠，反之负责催眠的区域会引起困倦。在正常情况下，你只可以二选一。

听起来这两个状态斗争很严重，那我们如何从睡眠状态切换为清醒状态呢？作为人体最重要的两大稳态平衡机制，昼夜节律和睡眠驱动处在一种动态调节的交互状态，这两种强大的机制相互平衡并相互影响，一起决定睡与醒的渐变式切换。绝大多数生物学教材都认为这就是控制睡眠的两大机制，而它们属于人体的内源性需求。同时还有一个外部因素决定的机制，那就是清醒机制，它是除了昼夜节律、睡眠驱动外的决定睡与醒的第三个主要因素。**三个机制在一起组成了调节睡眠的三大机制**（见图1-1）。

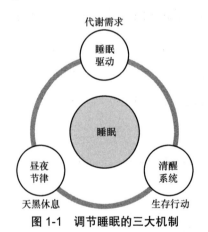

图1-1 调节睡眠的三大机制

（1）昼夜节律

很多有机生命体都拥有一种特殊的内部时钟——昼夜节律，

这种时钟能够帮助它们预料并且适应大自然时钟。它也叫生理时钟，是一种内源性、持续性的生理现象，呈现出约 24 小时周期性的变动。因为我们有内在的生理时钟，我们的身体能感知到什么时候该睡觉，以及什么时候该醒来，而且这会自动与外界昼夜同步。大家应该都有熬夜的经验，熬过最困乏的时间，撑过疲劳因子最强的时段，有人会觉得又变精神了，可以神采奕奕地迎接新的一天。但一般人下午会开始犯困，极个别人能熬到晚上。这就是昼夜节律在起作用。

（2）睡眠驱动

简单说，健康的成年人每天需要约 8 小时的睡眠量，我们后面会详细解释原因。根据我们白天的行为和饮食所需的代谢需求，会产生对应的睡眠需求时间，睡眠驱动也可以叫作睡眠需求，或叫疲劳因子，是一种我们醒得越久就会越想睡的生理机制。睡眠正常的人会有这样的经验：如果前一天晚上熬夜，睡得很少或完全没睡，第二天明显更困，晚上就会睡得更久、更沉；如果当天下午睡得太多，晚上会睡不着，这都是睡眠作为代谢需求的正常现象。

（3）清醒系统

在远古时期，清醒系统防止我们在睡眠状态下受到外界攻击，与另外两个内源性的睡眠机制产生一定的对抗作用，让人遇到危险信号就减少睡眠，即便很疲劳也会让我们在夜间不彻底睡死，同时要在天亮时醒来，防止被大型食肉动物捕食等。在现代社会，清醒系统主要是保证我们在白天能准时起床开始一天的工作和学习。如果在白天遇到重要事件或突发事件，夜间大脑会通过提高清醒度，加深我们的危机感或者焦虑感让我们保持警惕，当然这样也可能导致失眠。

大家都知道睡眠是受生物钟控制的，人类的睡眠在很大程度上是一种可受主观意愿控制的行为。大家常用的术语"节律"（circadian）来自拉丁语，原意为"一天"，本意是随太阳、月亮变化的一天内产生的活动。睡眠是地球上几乎所有动物进化出的基本能力（极少数动物暂未观察到睡眠行为），这是生物为了适应地球 24 小时周期性而具备的**昼夜节律**。**不同的动物进化出了不同的生存方式**，白天活跃的动物被称为"昼行动物"，晚上活跃的动物被称为"夜行动物"。被置于始终黑暗的实验环境中时，不论是昼行动物还是夜行动物的行为和生理都仍然表现出 24 小时周期性。

虽然动植物都有昼夜节律，但唯独以人类为代表的灵长类动物能保持 16 小时的清醒活动，在晚上一次性睡够 8 小时，这种叫作单相睡眠的能力是动物进化出的高级能力。而其他动物都需要活动一会儿就睡一会儿，无法坚持长时间睡眠，这必然也导致决定它们智力的逻辑判断和记忆能力不如灵长类动物。至于单相睡眠能力为什么高级，我们稍后会详细分析。这里我们先来了解一下醒与睡是个多么复杂的过程，这有助于我们理解睡眠的作用和重要性（见图 1-2）。

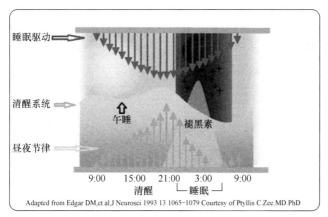

图 1-2　人体睡眠 - 清醒转换机制

　　睡觉时，我们体内在上演一场"激素交响曲"，身体会释放很多的激素。虽然身体会根据睡眠状况分泌大量激素和神经递质，依据身体的生物钟而灵活变化，但并不是所有激素都在睡觉期间分泌，很多激素虽然是在白天分泌，但是它们的分泌也都有强烈的昼夜节律，如果节律被打破也会产生混乱。正常成年人的人体激素大部分都是在夜间 11 点到凌晨 2 点分泌最多，次高峰是早上 4 点左右，所以按照自然昼夜节律睡觉是很重要的。这再次说明睡眠驱动本质是一种代谢需求。激素出问题，人的稳态平衡就被打破，轻则长痘痘、免疫力下降，重则癌症高发，造成生命危险。

　　昼夜节律由大脑中的视交叉上核（SCN）来控制。简单地说，眼睛将有关光明和黑暗的信息传递到视交叉上核，使人体内的节奏与外部环境保持同步。这个位于下丘脑的区域控制着唤醒和协调睡眠的神经递质。更具体地说，它是通过一种叫食欲素（orexin）的神经肽来调节觉醒、入睡和食欲的。人脑中有上万个神经元可以产生食欲素，这些神经元直接刺激唤醒中心以及大脑皮层。**清醒系统**可以保证我们有足够的供能和其他生存机能的正常运转。

有的人白天努力工作，消耗很多脑力和体力，代谢需求的疲劳因子已经足够；日出而作，日落而息，昼夜节律也满足生理时钟。但为什么到了晚上，还是睡不着呢？这往往是因为清醒系统过于兴奋，对于即将发生的重大事件过度担忧，对于已经发生的事情想不通，有心结没解开。

因此，随着白天的时间流逝，体内的平衡机制会调节**睡眠驱动**，人思考和劳作得越多，调节体内平衡的睡眠驱动力也增加得越多（也就是人所感受到的疲劳），体内节律控制器也会随时间变化去控制不同激素分泌的增加和减少，比如让皮质醇减少、褪黑素增加从而触发困意，身体自然就会放松下来，清醒系统作用降到最低，使你可以到时间就睡觉。在你入睡时，褪黑素持续产生，并且睡眠驱动力开始逐渐减弱。最后，就在你醒来之前，褪黑素的产生停止了，开启昼夜节律唤醒功能，进入新的一天。

因此，正如上面所说，睡眠和警觉性的切换主要由三个体内机制控制：**睡眠驱动、昼夜节律和清醒系统**[一]。"日出而作，日

[一] Processes underlying sleep regulation. Borbely A A. Hormone Research，1998，49（3-4）：114-117.

落而息"就是这三大系统协调的结果，让我们的作息能够伴随着大自然的变化而改变，像潮汐一样规律自然。如果从睡眠机制的代谢需求、昼夜节律、清醒系统三大因素的角度看待失眠等睡眠障碍，我们可以将睡眠障碍理解为代谢需求与生物钟的紊乱，又或者是清醒系统的过度兴奋。

1.4　睡眠的不同阶段

只要我们的大脑在运转就会产生脑电波，人们根据脑电波的明显不同状态，对睡眠的不同阶段进行了区分。在你睡着之后，身体内的各种生理周期还会继续，但会以完全不同的方式进行，睡眠时的脑电波和醒着的时候明显不同。科学家们使用脑电图仪器，通过贴在头上的电极片读取脑电波活动，然后用图表显示活动状态。

在人的睡眠过程中，丘脑会停止向大脑传递感官信息，但会继续发送信号到皮层，并控制睡眠的自我维持和周期循环过程。如果不发送信号，大脑可能会停止运转，人就会死亡，所以人只要活着，大脑就会发出脑电波。

从睡眠整体来看，睡眠有两种截然不同的状态，即睡眠前期占主体的**非快速眼动睡眠（NREM）**和睡眠后期占主体的**快速眼动睡眠（REM）**。上述两种状态的交替就是睡眠周期，完整的睡眠一般来讲会经历几个不间断的**睡眠周期**，大部分在 4 ~ 10 个周期左右，每个周期大约是 30 ~ 120 分钟不等。依据大脑发出的脑电波类型不同，每一周期里面又分为五个阶段。

过去的分类，把睡眠分为五个阶段：非快速眼动睡眠，由浅睡眠和深睡眠组成，浅睡包含第一、第二阶段，深睡包含第三、第四阶段，而快速眼动睡眠被称为第五阶段。近些年为了更简化表达，简化成了三个 N 阶段和一个快速眼动睡眠阶段。把第一、第二阶段称为 N1、N2 阶段，而深睡的第三、第四阶段称为 N3阶段，这里的 N 就是非快速眼动睡眠的简称。

整体来说，非快速眼动睡眠期的特点是整体和局部的脑血流都有减少，它一般来说占成年人睡眠总量的 75% ~ 80%。而剩下的时间都是快速眼动睡眠，这也是梦境发生的主要时期。

图 1-3 是一个典型的健康年轻人的睡眠结构图，同时展现了睡眠的五个不同阶段和多个周期，很多人在做梦时偶尔会短暂惊醒，但大部分人意识不到自己晚上有短暂的清醒状态。

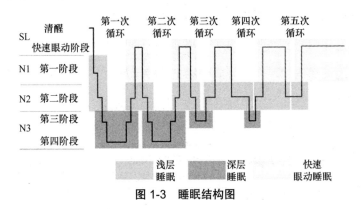

图 1-3　睡眠结构图

睡眠潜伏期（Sleep Latency）

这是一个从清醒转到入睡的过渡阶段，人并没有睡着，因此也不算睡眠阶段，但这是很重要的睡眠准备期。此时人可能打哈欠，感觉很困乏，这个阶段大脑变得放松，思维开始散漫，会感到昏昏欲睡，很容易入睡也很容易醒；身体开始放松，体温降低，心率、呼吸和能量消耗都会变慢。脑电波很慢，起兴奋作用的神经递质乙酰胆碱（acetylcholine，Ach）在大脑中越来越少。人在这个入睡阶段昏昏欲睡，入睡瞬间，脑电波（Electroencephalogram，EEG）可以明显看到有一个突然的活动减少变平滑的阶段，大脑会发出被称为"状态转换信号波"的阿尔法波（见表1-1）。

表1-1 脑电图波段对比

波名	频率（赫兹）	意识状态	发生时人的状态	主要发生的睡眠阶段
德尔塔波 Delta	< 4	无意识	• 成人深度恢复的慢波睡眠 • 婴儿睡眠 • 执行需要持续注意力的任务	• N3阶段
西塔波 Theta	4～7	潜意识	• 在幼儿中常见 • 成人和青少年迷糊时 • 发呆、放松、冥想 • 人努力抑制某些反应或行动的情况下会激增	• N1阶段后期 • REM阶段 • N2阶段
阿尔法波 Alpha	8～15	过渡意识	• 身体静止、大脑放松时 • 闭上眼睛但清醒 • 与主动抑制行为有关	• N1阶段前期 • 人昏迷时

（续）

波名	频率（赫兹）	意识状态	发生时人的状态	主要发生的睡眠阶段
贝塔波 Beta	16～31	清醒的显意识	• 思维波动时：主动冷静→紧张→压力→轻度强迫症 • 清醒、思维活跃、注意力集中、高度警觉、焦虑	• 失眠时大量增加
伽马波 Gamma	>32	专注	• 大脑高度运转时 • 处理多种感觉时 • 在识别物体、声音或触觉的短期记忆匹配期间也会出现	• 失眠时少量增加

睡眠的五个阶段

N1 阶段：属于过渡性的轻度睡眠期，脑电波变慢，除了前期发出阿尔法波，后期还会发出西塔波。很多人在此期间可能发生突然的入睡抽搐，也就是常见的入睡时手脚抽动，大部分人这时抖一下就睡着了。催眠也一般是在这个阶段。在此期间，体温开始下降，人会开始失去一些肌肉张力，对外部环境的感知还保留了一些，所以此时很容易被唤醒。此时如果被唤醒，人也不会觉得自己睡着了，所以有些人会在此时产生入睡时的幻觉，认为自己没睡着，但看到和听到了一些东西。随着睡眠的深入，肌肉张力和外部意识都开始消失。（入睡抽搐、入睡幻觉都是良性睡眠现象，无须担心，绝大部分人都体验过，在后面章节我们对这些现象会有更多详细描述。）

每个人的睡眠都始于 N1，该阶段通常在初始周期中持续1～7分钟，占总睡眠的 2%～5%。但新生儿以及患有发作性睡病和其他特定神经系统疾病的人会有不同。

N2 阶段：属于浅睡期，在这个阶段，人对外部是无意识的，大脑活动变慢，眼动停止，呼吸平缓，体温降低。在初始周期中大约持续 10 ~ 25 分钟，并在每个后续周期延长，占成人总睡眠时间的 45% ~ 55%。此时以西塔波为主，脑波会经历有节奏的重复性波动的纺锤波（也称为西格玛波）和 K 型复合波（K-Complex）两种模式的混合频率活动。有意思的是，大约每两分钟 K 型复合波波动一秒钟，可被瞬态噪声（例如敲门声）诱发，科学家认为这种脑波代表一种内在警戒系统，每两分钟检查一下外部环境，可以让你在必要的时候随时苏醒过来。现有研究认为，睡眠纺锤波对于记忆整合和学习新任务非常重要，此电波正是由许多神经元的同步活动引起[一]。

N3 阶段：第三阶段（熟睡期）和第四阶段（深睡期）均属于深度睡眠阶段或者慢波睡眠期（SWS），现在一般都统称为 N3 阶段。人的血压、呼吸和心率达到一天中的最低点，血管开始膨胀，白天存储在器官里面的血液开始流入肌肉组织，滋养和修复它们。在此阶段，人的知觉基本被切断，对环境的反应最弱，对于许多环境刺激不再产生任何反应，极不易被叫醒。慢波睡眠被认为是最宁静的睡眠形式，该阶段最能缓解睡眠缺乏感并快速消除身体疲劳感。此阶段的脑电波处于频率最低、振幅最高的德尔

㊀ Learning-dependent increases in sleep spindle density. Steffen Gais, Matthias Mölle, Kay Helms, et al. Journal of Neuroscience, 2002, 22（15）: 6830-6834.

塔波，大脑在德尔塔波和西塔波的状态间来回切换，意味着大脑在无意识和潜意识之间徘徊。

N3 大多数发生在夜晚时间的前 1/3，约占整个睡眠时间的15%～25%。第三阶段仅持续几分钟，约占整个睡眠的3%～8%；第四阶段在第一个周期中持续约 20～40 分钟，占整个睡眠的10%～15%，此时最难被唤醒 ⊖。随年龄增加，深度睡眠的时长越来越少。神经会分泌激素强化和锁定"睡眠"状态。如果在这个睡眠阶段被叫醒，人会因为睡眠惯性（Sleep Inertia）变得闷闷不乐和脾气暴躁，也就是所谓的"起床气"。因为各种帮助清醒的激素没有恢复，被叫醒的人就很容易犯迷糊，大脑逻辑思维能力还会在短时间内下降，且可能产生悲伤、无力、消极等情绪。所以早上起床不要用传统的闹钟，而应该自然醒，或者用可以感应睡眠阶段的智能 APP 在浅睡眠阶段叫醒自己。

做梦就是从这个阶段开始的，如果在 N3 阶段被叫醒则很难记住自己做了什么梦。因此大家都听过的异常睡眠行为疾病，如梦游、夜惊、梦游饮食都发生在这个阶段。还有一个有意思的发现，低碳水饮食也就是低热量饮食，比如生酮饮食，会导致 N3深度睡眠减弱，三角波明显减少。关于饮食对于睡眠的影响，在后面的章节中会详细讲述。

深度睡眠的 N3 阶段对于睡眠质量的重要性，仅次于后面的

⊖ Normal human sleep : an overview. Carskadon M A, Dement W C. Principles and practice of sleep medicine, 2005, 4（1）: 13-23.

快速眼动睡眠阶段，这两个阶段的睡眠质量和时长在很大程度上决定了整晚睡眠的质量。如果 N3 阶段的阿尔法波过多，则会导致睡眠质量下降，无论睡多久醒来都觉得累。早年科学家们普遍认为，N3 的深度睡眠主要负责身体的恢复（例如，肌肉修复生长），而快速眼动睡眠与做梦、记忆巩固、学习能力和解决问题能力也有关，但近些年越来越多的证据表明 N2 阶段的纺锤波和慢波明显影响大脑的可塑性，从而决定陈述性和程序性记忆，影响人的长期记忆巩固和学习能力。并且，现在已经有科学证据表明 N3 阶段睡眠如果较为碎片化和阿尔茨海默病高度相关[一]。

接下来的一个最重要的睡眠阶段就是**快速眼动睡眠（英文全称 Rapid Eye Movement，简称 REM）**。

快速眼动睡眠阶段，顾名思义，此阶段的标志是眼睛向各个方向无规律地快速移动。脑电波的频率快速升高，脑电波的模式与人在清醒时非常相似。在这个阶段人脑高度活跃，且通常伴有翻身动作，所以很容易被惊醒。快速眼动睡眠占总睡眠的 20% ~ 25%。成年人的正常睡眠为每晚 4 ~ 6 个快速眼动睡眠的周期，在第一个周期中快速眼动睡眠很短，可能仅持续 1 ~ 5 分钟，但随着睡眠的进行，在后面的周期中快速眼动睡眠时间逐渐延长。随着年龄变大，人的快速眼动睡眠时间会减少，刚出生的婴儿每天在快速眼动睡眠阶段花费 8 ~ 9 个小时；到五岁左右时，

○ β-amyloid disrupts human NREM slow waves and related hippocampus-dependent memory consolidation. Mander B A, Marks S M, Vogel J W, et al. Nature neuroscience, 2015, 18(7): 1051-1057.

快速眼动睡眠会减少到两个多小时；而健康成年人一般只有90分钟左右。一般认为快速眼动睡眠和神经发育及修复有关联，所以对于大脑至关重要（见图1-4）。

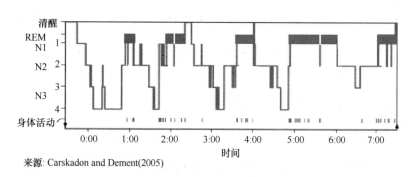

来源：Carskadon and Dement(2005)

图1-4　健康年轻人一夜的睡眠状态变化

快速眼动睡眠曾经被称为"悖论性睡眠"，或"假性睡眠"，因为这时你的心率呼吸加快，眼睛开始快速移动，好像醒着一样，处于特殊的浅层睡眠状态。图1-5大脑代谢率活跃程度表明，在这个阶段的大脑和清醒时几乎一样活跃；高速运转，运动皮层非常活跃；而不同之处是，由于脑干把控制运动神经的信号阻断，肌肉实际上处于麻痹瘫痪状态，只有信号没被阻断的眼部肌肉能够发生高速运动。

图1-5中上排的三张图片显示了清醒时大脑不同横截面的不同区域的代谢活动图像，人在清醒时皮质层和浅表皮层中都非常活跃。下排为快速眼动睡眠期，和上排清醒时做比较，可以发现对应的横截面活跃度高度类似。

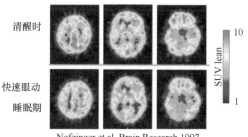

清醒时

快速眼动
睡眠期

SUV lean

10

1

Nofzinger et al ,Brain Research 1997

图 1-5　大脑代谢率活跃程度对比

此时，大脑的活跃程度和耗氧量都比人清醒时更高，部分区域的脑血流量也比清醒时更高，但此时几乎所有肌肉都会主动麻痹并切断对外部环境的知觉，心率加速、呼吸急促、体温也变得不受控制。不论是男人还是女人，流向生殖器的血液都会增加。快速眼动睡眠与清醒的区别在于对于身体感知和刺激的反应能力降低，是整个睡眠期对外界最不敏感的阶段，但比麻醉、昏迷或意识障碍等情况还是更敏感一些。

快速眼动睡眠也是做梦的主要阶段，如果在这一阶段被突然唤醒，人约有80%的可能性回忆起梦境[⊖]。如果你观察在核磁共振设备里睡觉的人（见图1-6），你会看到这个人在快速眼动睡眠期间大脑的前扣带、杏仁核、下丘脑和基底前脑处于高度活跃状态，这些是大脑负责调节和处理情绪的部位，与此同时涉及推理的额叶皮层则并不活跃，所以人的大脑没有太多的逻辑性可言，

　　⊖　The relation of eye movements during sleep to dream activity : an objective method for the study of dreaming. Dement W, Kleitman N. Journal of experimental psychology, 1957, 53（5）: 339.

这可能就是人的梦通常是离奇的，像是没有意义的各种意识碎片拼凑在一起的原因。此时，肌肉处于麻痹状态，这样可以防止一个人在睡觉时身体随着大脑的梦手舞足蹈地乱动，有效防止人去"执行"自己的梦而伤害自己。由于新生儿的神经突触发育尚不完整，睡眠时肌肉控制能力弱，所以新生儿在快速眼动睡眠期间叹气、微笑和做鬼脸的可能性比成年人更大。

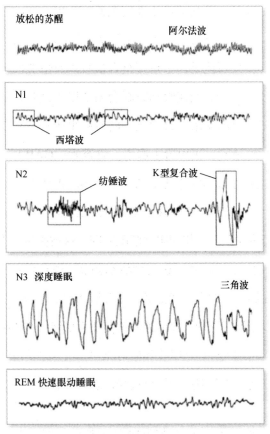

图 1-6　睡眠不同阶段的典型脑电波图形

如果你曾经有过睡眠麻痹的状况，你惊醒后发现自己不能动（仰睡时更容易发生），因为你还处在快速眼动睡眠状态，这就是我们俗称的"鬼压床"。也有人会做类似的噩梦，在梦中感觉自己的身体不能动了，醒来印象还很深刻，就是因为这个时候处在苏醒和做梦的临界状态，处在半清醒的大脑感知到身体不能动了。

快速眼动睡眠的功能尚不能完全确定，但已知的是缺乏快速眼动睡眠会影响人学习复杂事物的能力，因为快速眼动睡眠阶段做梦的奇异之处可能是由于负责整合信息以及情节性记忆的前额叶区域的活动减少。快速眼动睡眠会激活以乙酰胆碱为递质的神经元，此时乙酰胆碱浓度最大化，同时减少所有抑制神经兴奋的递质，包括血清素、去甲肾上腺素、食欲素、GABA 等。

如果先剥夺人们的快速眼动睡眠，然后再让他们不受干扰地睡觉，他们将在入睡后的快速眼动睡眠阶段花费更多的时间去弥补在上一次睡眠中损失的快速眼动睡眠时间，这被称为"快速眼动反弹"，它表明快速眼动睡眠也受到稳态调节。现有研究发现，快速眼动睡眠会影响人的学习和记忆，还有情绪的处理和调节。快速眼动睡眠可以帮助健康的人在清醒时抑制负面情绪，快速眼动睡眠的反弹也可以帮助人更好地吸收和应对压力，快速眼动睡眠更长的人不容易患创伤应激后遗症。[⊖] 反过来，患有抑郁症的人如果减少快

⊖ REM sleep rebound as an adaptive response to stressful situations. Suchecki D, Tiba P A, Machado R B. Frontiers in neurology, 2012, 3 : 41.

速眼动睡眠，则会让其更加兴奋，从而改善抑郁的情绪。

1.5 睡眠的周期

　　上一部分我们说了从科学可量化的角度，根据脑电波（EEG）的数据特征，**快速眼动睡眠和非快速眼动睡眠两种状态交替就是睡眠周期**。科学观察还发现，所有陆生的哺乳动物都是如此。快速眼动睡眠、非快速眼动睡眠，加上清醒状态，代表了人类在睡眠时意识、神经活动和生理调节等方面的三种主要模式，因此一般分析睡眠都是从交替周期入手。

　　一个完整的睡眠周期从 N1 开始直到快速眼动睡眠阶段完成（见图 1-7）。一个健康正常的睡眠，始于短暂的非快速眼动睡眠第 1 阶段，然后进入第 2 阶段，随后进入第 3 阶段和第 4 阶段，最后到达快速眼动睡眠阶段。整个晚上在非快速眼动睡眠和快速眼动睡眠之间循环形成周期。非快速眼动睡眠约占睡眠总时间的 75%～80%，而快速眼动睡眠占 20%～25% 的时间。

　　完整的睡眠周期在一夜的睡眠中很可能只出现一次。很多时候，人的睡眠会从快速眼动睡眠阶段到 N2 阶段、N3 阶段再到 N2 阶段、快速眼动睡眠阶段，甚至从快速眼动睡眠阶段直接到 N3 阶段，N1 阶段可能出现的次数很少。随着睡眠时长增加，N2 阶段睡眠开始占据大部分时间，睡眠状态可能在 N2 阶段和快速眼动睡眠阶段之间切换。到了最后，N3 阶段的慢波睡眠有可能会完全消失。所以准确地说，**睡眠周期并没有固定模式，只要经历了从非快速眼动睡眠阶段到快速眼动睡眠阶段的转换就算一个周期。**

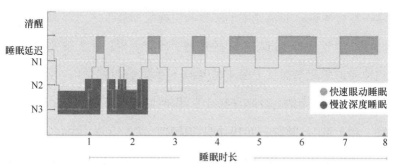

图 1-7　健康成年人的睡眠结构

第一个非快速眼动睡眠—快速眼动睡眠循环的睡眠周期的平均时长为 70 ~ 100 分钟；第二个及以后的周期可能更长，时长约90 ~ 120 分钟，也可能是 30 分钟快速地从非快速眼动睡眠阶段到快速眼动睡眠阶段的转换，当然周期越短可能越碎片化，这并不是好事。正常成年人的快速眼动睡眠随着夜晚的进行而增加，并且在睡眠的最后 1/3 段时间最长。

1.6　为什么需要两种睡眠状态交替？

非快速眼动睡眠期最重要的是慢波状态的深睡眠，决定一个人睡眠质量最重要的两个睡眠阶段就是慢波深睡眠和快速眼动睡眠。既然这两个睡眠阶段那么重要，为什么我们不能一直沉浸于慢波的深睡眠当中，或者一直沉浸于快速眼动睡眠当中，这样岂不是比周期性睡眠效率更高？虽然科学界还没有定论，但根据 20 世纪 70 年代 Allan Hobson 和 Robert McCarley 提出的激活—整合假说，非快速眼动睡眠和快速眼动睡眠之所以需要交替循环，主要是需要影响不同的神经递质分泌量，让大脑控制不同的神经递质此消彼长，防止某种神经递质过多或过少，既能防止快速眼动睡眠影响各种生理作用，同时又能防止我们深睡后醒不来。和本章一开始谈到的昼夜节律原理类似，和人体的各种稳态平衡机制也类似，都是像钟摆一样，不停地在两种对立状态之间切换。

为了保持大脑的清醒，大脑会在睡眠过程中周期性地分泌多种神经递质，神经递质是在神经系统内发送的信号，以激活或停用某些细胞的化学物质。这些神经递质可以从脑干和前脑映射到大脑皮层的不同区域，它们在人清醒时高度活跃，在睡眠初期的非快速眼动睡眠中逐渐减少，然后在快速眼动睡眠中完全停止。

在此仅做简单举例，在后面的章节中我们将会提到更多的化学物质和神经递质。我们喝咖啡提神就是为了抑制人体内一种叫作腺苷（Adenosine）的化学物质，它对于生理功能起着非常重要的作用。我们睡醒后，腺苷会开始逐渐累积，当达到一定阈值时，就会引起困倦让人想睡觉。但是，咖啡因会占用接收腺苷的受体，让腺苷在大脑中堆积，起到阻断大脑接收疲劳信号的作用，从而让大脑持续不知疲倦地运转。腺苷是所有神经递质中被人类干扰最多的物质，但其负面作用被忽视了。

反过来，组胺（Histamine）则是促进苏醒的最重要的神经递质之一，白天组胺从神经元中释放出来让人保持清醒，并在快速眼动睡眠和非快速眼动睡眠期间完全停止释放。当你在睡眠中进入快速眼动睡眠状态下，会分泌很多神经传导物质乙酰胆碱来帮助大脑在睡眠中活跃，而控制身体运动的去甲肾上腺素和血清素则会减少，这样才可以让人在快速眼动睡眠状态下做梦的同时保持肌肉瘫痪。这些物质都不能持续分泌导致过量，一旦达到较高剂量，我们的身体就开始转换睡眠状态，周而复始，直到大脑完成了睡眠所需要进行的所有工作，我们就会自然醒来。

1.7 睡眠学作为一门学科是怎么出现的？

人类已经存在于地球上很久了，科学界一般认为从会使用工具开始我们才能被称为"现代人类"。而现代人类直到 1935 年才真正开始系统地对睡眠和觉醒机制进行研究，也就不到 100 年的历史。而从 1953 年发现快速眼动睡眠开始，睡眠学作为一个单独学科到现在（2022 年）也不到 70 年。

在古希腊神话中，人们将睡眠之神修普诺斯（Hypnos）视为死亡之神塔纳托斯（Thanatos）的兄弟。曾经，人们觉得人睡着了没有意识是一件特别可怕的事情，所以在科学领域没有人认真研究过睡眠，就连走在科研前沿的芝加哥大学都一度被排挤。因此，我们"昏睡"了很长时间，之前对睡眠一无所知。以前对睡眠的研究主要是研究表面现象，并且不是从原理和机理角度去研究，直到最近几十年睡眠研究才有了突飞猛进的发展。现代的睡眠学科研究队伍一般是由脑神经学、生物化学、心理学、麻醉学的跨学科教授和科学家们组成的，在现代科学领域是比较新的一门学科。

通过回顾睡眠学的意外发现和快速发展的现代历史，我们可以很清楚地了解睡眠时大脑是如何运转的，以及更进一步了解睡眠的运作机制。

1916 年，一种神秘的流行性脑炎迅速地在欧洲蔓延，患者在发病时表现出嗜睡和肌肉无力，大约有 100 万人因此而死亡。这个被称为"20 世纪最令人困惑的流行病之一"的疾病叫作昏睡性脑炎，其死亡率接近 40%，但是该传染病第二年就突然消失了。自 20 世纪 40 年代有记录以来，一直到现在也只有零星的案例报道。当时在维也纳的一位神经病学家冯·埃科诺莫（Von Economo）对这些患者的大脑进行了验尸检查，他发现这些患者大脑的不同部位都有病变，而且不同部位对应不同的睡眠症状，也就是说这些患者很可能是因为脑膜炎导致睡眠问题而死。失眠无法入睡的患者，病变位于视前区和下丘脑前部。而几乎整天都在睡觉的嗜睡症患者，他们的下丘脑后部有病变。基于这些临床观察，冯·埃科诺莫提出了视前区的下丘脑前部是人类的睡眠控制中心，下丘脑后部是清醒控制中心，算是对睡眠的第一次意外科学发现，开启了人类对睡眠的科学研究。但此时睡眠并未引起科学界的重视，即便之后的动物大脑电刺激实验证实了冯·埃科诺莫的发现，暨大脑不同区域控制动物的不同睡眠状态。在现代脑科学出现之前，人类普遍认为睡觉是被动行为，也就是说：光线昏暗了，天黑了，温度低了，人就会自然地想睡觉，睡觉是由来自外部世界的知觉引发，而不是人自身的需求。1929 年德国精神病学家博格（Berger）在人头皮上记录到了脑电波活动，为后来的睡眠医学研究打下了基础。1935 年，比利时神经电生理学家布雷默（F.Bremer）通过切断猫脑干不同位置的横断面发现脑干的内部神经信号控制着生物体是否可以醒来。当时人们还不清楚神经信号是人体自动产生的还是外部的感觉刺激造成的，这个在脑科学领域非常重要的实验只是对睡眠—觉醒机制解剖学的最粗浅认识，但为后来的研究提供了基本的方法和方向。

1935 年，德国研究员邦宁（Bunning）发现了人体内生物钟的存在。仅仅两年后的 1937 年，Loomis 的团队通过放大后的电波监测发现了五个睡眠阶段[一]，并对每个阶段的脑电波进行了命名。他们还发现睡眠的五个阶段并非完全按顺序切换的，阶段切

[一] Changes in human brain potentials during the onset of sleep. Davis H，Davis P A，Loomis A L，et al. Science，1937，86（2237）：448-450.

换有可能是内源性刺激的结果（见图1-8）。这首次揭示了睡眠不是简单的全身休息，而是有很多脑部活动的特殊状态。

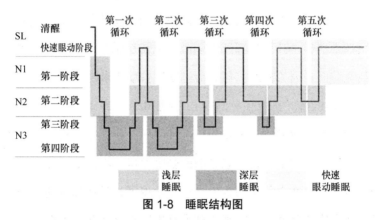

图1-8　睡眠结构图

1939年，芝加哥大学教授克莱曼（N.Kleitman）出版了《睡眠与觉醒》，这本书迅速成为世界各地睡眠研究者的"圣经"。这本书涵盖了克莱曼多年的睡眠研究成果，包括各种睡眠障碍、睡眠过程中的温度变化以及觉醒周期的观察总结，促进了人类对睡眠神经生理学的理解。他在1925年加入芝加哥大学时建立了世界上第一个睡眠实验室，是世界上第一个完全专注于睡眠研究的学者，被公认为"睡眠学奠基者"。

1949年意大利的电生理学家莫瑞兹（G.Moruzzi）和美国的解剖学家马古恩（H.W.Magoun）沿着比利时的布雷默的研究方向，通过电刺激脑干网状结构引起觉醒反应，从而证明脑干网状结构在觉醒中的重要作用，1949年他俩在EEG脑电波杂志第一期上发表的论文中提出了这一结论，从此奠定了现代脑神经科学的基础。人们终于知道脑干中内生的神经元系统负责激活皮层，是内源性的自主行为，不需要外部刺激也会执行。换句话说，终于有人发现了人类大脑内有一种内源性的自动控制系统，唤醒和入睡都不依赖于其他外部感觉刺激，也就是说并不是因为天黑了才睡觉，而是因为神经积累疲劳过度后自动要求睡觉。

在 1951 年 12 月的一个深夜，芝加哥大学睡眠实验室的研究生尤金·阿瑟林斯基（Eugene Aserinsky）为了写毕业论文，把学校地下室仓库中一台古老破旧的脑电波机（Offner Dynograph）翻修后接在了 8 岁儿子的头上，意外发现了人类在睡觉的某个阶段眼睛会快速移动，同时观察到大脑皮层高度活跃。尤金虽然读过两所大学但都辍学了，只有高中文凭的他孤注一掷地说服了芝加哥大学录取他做研究生，因为穷困潦倒，妻子还怀着二胎，尤金全家人都靠经费和导师借款为生，住在校园中一个简易的改建屋中。由于没有经费，只能拿儿子来做实验。他在看到结果时还一度怀疑是这破旧的老机器出问题了，担心写不出论文会断送前途，没想到这却成为人类科学史上的一个重大发现。

1953 年，尤金和其导师克莱曼博士经过多次重复实验后在权威的《科学》杂志上发表了一篇题为《睡眠期间定期出现眼部运动及其伴随的现象》的论文，其中描述的大脑快速眼动睡眠状态（REM）轰动了全世界，并进一步证明睡眠是大脑内源性激活的一种人类生理必需的状态。快速眼动睡眠的发现引起了全球科学界对于睡眠研究的兴趣。1953 年，科学界对于人类睡眠获得了全新认识，之前作为脑科学分支的睡眠研究才自此独立，成为一个真正的科学领域。就在同一年，科学家也发现了DNA，那可谓生命科学突破丰收的一年。第二年，研究继续发现夜间睡眠是由几个重复周期组成。快速眼动睡眠对大众常识的冲击之巨大，也反映在当时的流行文化中，欧美著名的另类音乐乐队R.E.M.就是以此命名。

虽然我们一直都知道梦的存在，但是直到1957年，我们才知道梦主要发生在快速眼动睡眠期。尤金在发现快速眼动睡眠时就发现了快速眼动和梦境高度相关，但他认为研究解梦没有科学意义，于是其导师克莱曼博士就让另一个学生威廉·迪门特（William Dement）负责该课题。迪门特和克莱曼一起在1955—1957年发表了一系列论文证明快速眼动睡眠与梦境高度相关。

褪黑素于1958年被发现，并被证明是调节睡眠的关键激素。1959年，朱维特（Michel Jouvet）将快速眼动睡眠和非快速眼动睡眠区分开来，因为前者不是轻度睡眠，而是一种"悖论性睡眠"。此时大脑虽然高度活跃但人的肌肉却处于麻痹状态，虽然快速眼动睡眠期间人在梦境中可再现生动的图像和声音，却动弹不得。而在非快速眼动睡眠期间，肌肉却没有这种抑制，并且大脑不活跃。同年，弗朗兹·哈尔伯格（Franz Halberg）发现并正式命名了昼夜节律，从而成为"现代时间生物学之父"。

1960年，被誉为"现代睡眠医学之父"的迪门特，进一步记录了在动物身上做的睡眠实验，发现动物也做梦，并与快速眼动睡眠的生理状态相吻合，并且说明我们只能梦到已有的认知信息。该结论虽然于1957年就得出，但一直到1960年才发表。当时所有科学杂志的编辑都严重怀疑这些资料的真实有效性，导致该论文多次被多种期刊拒绝。他们都认为肯定是程序出了问题才有这种反常识的结论，动物怎么可能会做梦？但迪门特知道自己是对的，他坚持不懈地投稿。他的坚持让该论文发表后，成为睡眠研究史上最重要的论文之一。因为这再次告诉我们，不止人类，所有哺乳动物在睡眠时，在快速眼动状态下大脑都是活跃的，所以说动物也会做梦。

迪门特在1958年先发表了第一项研究的论文，表明实验动物在快速眼动睡眠期间大脑也处于高度活跃状态。该论文比较了实验动物在清醒、浅睡眠、沉睡三个不同状态下的脑电图，发现实验动物的大脑在快速眼动睡眠时再次被激活（见图1-9）。证明动物和人类的睡眠模式完全一样，之后迪门特还通过早产儿发现婴儿在子宫里就有快速眼动睡眠了。

1959年，迪门特在芝加哥大学实验室里记录动物的睡眠的同时，另外一名远在法国里昂克劳德·伯纳德大学的神经生理学家米歇尔·朱维特也在研究动物的睡眠，并绘制出了大脑结构的不同部位如何产生快速眼动睡眠，以及如何产生同步的肌肉麻痹的图表。曾发现电刺激的睡眠—觉醒机制、开启现代睡眠学研究的比利时神经电生理学家布雷默和朱维特合作做了个非常重要的实验，就是横切中脑桥（脑干和脑桥交点）的不同横截面位置，发现该区域必须完整，动物才能产生正常的快速眼动睡眠；若破坏某些控制肌肉麻痹的脑部位，猫咪会在睡着的快速眼动状态开始跑跳、捕猎、玩耍等，这充分证明了动物也会做梦，而且动物做梦时肌肉处于自动麻痹状态。

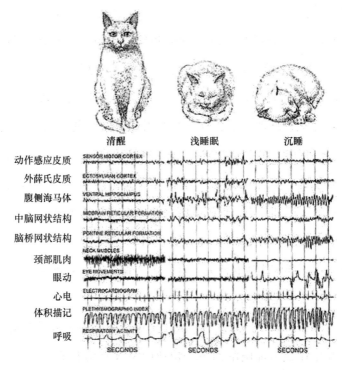

图1-9　三个不同状态的脑电图

朱维特第一个提出了关于睡眠和清醒的神经化学理论，该理论帮助他发现了很多重要的神经化学递质，映射到大脑各部分中。这种"化学神经解剖学技术"是睡眠研究领域的重大突破。朱维特进一步发现所有的哺乳动物和鸟类都有快速眼动睡眠，除了一些拥有半脑睡眠能力的海洋哺乳动物。朱维特对企鹅特别感兴趣，因为它们在育雏季节会保持长时间的清醒状态。为了更多地了解企鹅的生理学，他费了很大的劲才在南极的帝企鹅体内植入昂贵的无线电遥测芯片，结果那些企鹅被放回到海洋中不久，就被虎鲸吃了……

1962 年，朱维特发现大脑的脑桥可以调节快速眼动睡眠。在 1963 年，朱维特又联合迪门特、"睡眠窒息症之父"格力米纳特（Guilleminault）教授在斯坦福大学发起了睡眠研究项目，旨在推动睡眠领域的发展，这在当时引起了不小的轰动。在 1964 年，迪门特成立了世界上第一个睡眠疾病的专科门诊，并联合睡眠研究学会、美国神经科学学会、美国睡眠障碍中心协会，创立了《睡眠》期刊。阻塞性睡眠呼吸暂停在当年已经成为睡眠医学研究的主要问题，1965 年研究人员对与睡眠和觉醒有关的生理变化进行了详细描述和研究。这已扩展到对睡眠期间温度、循环系统和呼吸变化的系统研究。

1968 年，罗杰·布劳顿（Roger Broughton）在论文中指出，失眠和尿床是慢波睡眠而不是快速眼动睡眠引起的意识觉醒的产物。1970 年，迪门特在斯坦福大学成立了第一个睡眠障碍中心，专门接待睡眠相关障碍的患者。同时，他也确定了昼夜节律的遗传性和控制其生理功能的大脑位置（视交叉上核），以及检测睡眠问题的各种方法，例如现在仍在使用的多重睡眠潜伏期测试（MSLT）。20 世纪 70 年代，除了诞生了一批心理分析和超自然解释的论文，还有一些科学模型来解释梦（比如激活—合成模型），以及睡眠阶段切换的假设。

在 20 世纪 80 年代，昼夜节律对睡眠的重要作用和其他驱动因素之间的联系被确定。科学界已经发现睡眠对于学习的重要作用，并最终确定了睡眠对生命的绝对生理必要性。分子生物学开始在睡眠这一领域发挥重要作用。1989 年，第一本关于睡眠的综合书籍《睡眠医学原理与实践》出现，成为关于睡眠研究的最权威的著作。

20 世纪 90 年代，在科学的各领域都出现了许多关于睡眠的研究，Saper 和他的团队在大脑的腹外侧前视区"定位"了控制睡眠的"开关"；科学界发现食欲素缺乏会导致发作性睡病，Van Cauter 等人开始探索睡眠剥夺对碳水化合物代谢的影响；光线和黑色素（视网膜中的色素）对调节生物钟的作用被发现；1993 年，负责美国卫生和健康的美国国立卫生研究院在美国建立了国家睡眠障碍研究中心；1996 年，美国医学会（简称 AMA）把睡眠医学列为独立专业。

2003 年，Tononi 和 Cirelli 提出了神经突触稳态理论，认为睡眠可让活跃的神经安静下来，并重置神经突触网络，从而确保神经的功能每晚都能恢复到最佳状态。同时，科学界还发现了睡眠对记忆巩固的重要作用，以及睡眠剥夺会导致判断力下降和机体运动能力下降。现代睡眠学中的睡眠结构和其表现已经基本成型。

因为人类没有看到过因为睡眠问题直接致死的案例，所以睡眠被忽视了。从 2001 年开始，睡眠医学高速发展，现在美国约有 2000 个获得了美国睡眠医学学会认证的睡眠中心，专门治疗各种睡眠障碍，其他未经认证的睡眠相关公司和诊所不计其数。可惜的是，除医院外，中国目前几乎没有专业的睡眠诊所，任重道远！

2

什么才是良好的睡眠？

2.1 睡眠时间能否压缩?

在我读书和刚工作的那些年,我经常会沾沾自喜,因为我发现自己似乎可以比别人睡得稍微少一点,起床早一点,比别人多一些时间来读书、工作和娱乐,而且一点都感受不到困意,我觉得这得益于我"天赋异禀",有极高的"睡眠效率"。后来,工作、谈恋爱和我感兴趣的事情越来越多,我和很多人一样,也想过"有没有什么办法能让我少睡点觉?这样我可以多做点事,提高人生效率"。而科学的回答是:"你可以通过长期训练让自己少睡,但身体的睡眠需求并不会减少。长期睡眠较少的话,你的身体可能会适应,你根本感受不到自己缺觉,但你也会越来越不健康,生活和工作效率下降,且更容易犯错,甚至会增加自己死亡的概率。"你可以少睡,但这被称为"睡眠剥夺"。如果你真的特别期待有特效方法可以提高睡眠效率,我只能告诉你,我们不能改变身体的睡眠需求,因为睡眠是人体必需的。一项睡眠限制研究发现,只需把正常人的睡眠时间减少到 6 小时,第一天健康成年人的大脑功能可能不会受到明显影响,但从第二天开始,随着限制睡眠天数的增加,情绪暴躁、思维能力差和记忆力衰退等问题都显著增加[一]。

如前所述,睡眠是人类必需的一种生理行为,是必要的代谢

[一] Sustained attention performance during sleep deprivation : evidence of state instability. Doran S M, Van Dongen H P, Dinges D F. Archives Italiennes de Biologie, 2001, 139(3): 253-267.

活动，是每个人生活中的一部分。虽然我们一生中大约有 1/3 的时间在睡觉，但是人们对睡眠的重要性了解甚少，导致睡眠时间被压缩。虽然现有研究并不能非常准确地告诉我们关于睡眠的一切，但是现有信息已经足以说明睡眠对于正常的运动和认知功能非常重要。

我们先用一个小鼠睡眠的实验结果来说明睡觉和吃饭是同等重要的。参与该实验的小鼠通常可以存活 2 ~ 3 年，而缩短了睡眠时间的小鼠平均只存活了 5 个月；那些被剥夺所有睡眠的小鼠仅能存活约 3 周。这个结果和被禁食的小鼠因饥饿而死亡的时间线基本一致，因此可以说睡眠和吃饭同等重要。虽然不能把小鼠的情况直接对等人类的情况，但缺少睡眠的生理机制是一样的。

同样的睡眠剥夺实验在幼犬身上也做过，结果一致。1894年俄罗斯医师和科学家玛丽·德·马纳西恩（Marie de Manacé-ine）报告说，完全缺乏睡眠的幼犬会在几天内丧命，并指出最严重的病变发生在大脑中。1898 年，意大利生理学家兰伯托·达迪（Lamberto Daddi）和朱利奥·塔罗齐（Giulio Tarozzi）通过使狗不停走路逼迫其不准睡觉，期间一直喂食，然后这些狗在9 ~ 17 天内都死亡了，随后的解剖发现脊髓神经节、小脑的浦肯野细胞和额叶皮层的神经元都发生了病变，推测这些狗的大脑全都处于中毒状态。在 1898 年，精神病医生塞萨尔·阿戈斯蒂尼（Cesare Agostini）将狗关在带刺的金属笼中从而使它们无法睡觉，狗只存活了大约 2 周，大脑中同样出现了退行性变化。

后来更多实验都表明，动物缺少睡眠导致机能失调后死亡的时间线和禁食死亡的时间线基本一致。在现有关于人类的实验中，严重的睡眠缺乏会在几天内导致原本健康的人出现明显的情绪失控、妄想和幻觉。

睡眠的确是生物生存所必需的，严重的睡眠不足会导致生物过早死亡。2020 年 Cell 上有一篇文章⊖ 发现，睡眠剥夺会导致果蝇和小鼠的死亡率增加。果蝇在睡眠剥夺的第 10 天，肠道内活性氧累积达峰值，死亡率开始明显升高，而小鼠大约是从第 5 天开始大规模死亡。如前所述，果蝇是和哺乳动物生理模型高度类似的生物，所以果蝇的睡眠剥夺生存周期研究对人类有借鉴性。同时实验也证明，睡眠时间越短，死亡概率越高。研究人员也发现，在停止睡眠干扰后，在睡眠剥夺过程中积累的损伤在恢复睡眠后也是可以修复的，就是花费的时间要长一点。

2.2 同类动物的睡眠时长基本都是固定的

早在 1984 年，瑞士苏黎世大学的 Campbell 和 Tobler 就发表过 168 种野生动物的睡眠时长和模式报告。到 1989 年，Howard

---

⊖ Sleep loss can cause death through accumulation of reactive oxygen species in the gut. Alexandra Vaccaro, Yosef Kaplan Dor, Keishi Nambara, et al. Cell, 2020, 181（6）: 1307-1328.

Zepelin 发布了关于各种哺乳动物的每日所需睡眠时间的研究报告，显示了从长颈鹿到棕色蝙蝠的各种物种的睡眠需求和决定睡眠时长的主要因素[⊖]（见表 2-1）。有趣的是，哺乳动物睡眠的时间介于 2～20 小时之间，跨度非常之大。

表 2-1　野生动物每日所需睡眠时间

物种 （成年体）	每日睡眠 占比	每日平均 睡眠时长	物种 （成年体）	每日睡眠 占比	每日平均 睡眠时长
棕色蝙蝠	82.90%	19.9 小时	美洲虎	45.00%	10.8 小时
巨型犰狳	75.40%	18.1 小时	鸭子	45.00%	10.8 小时
北美负鼠	75.00%	18 小时	狗	44.30%	10.6 小时
蟒蛇	75.00%	18 小时	长鼻海豚	43.30%	10.4 小时
猫头鹰猴	70.80%	17.0 小时	星鼻鼹	42.90%	10.3 小时
老虎	65.80%	15.8 小时	狒狒	42.90%	10.3 小时
树鼩	65.80%	15.8 小时	欧洲刺猬	42.20%	10.1 小时
松鼠	62.00%	14.9 小时	松鼠猴	41.30%	9.9 小时
北美西部蟾蜍	60.80%	14.6 小时	黑猩猩	40.40%	9.7 小时
雪貂	60.40%	14.5 小时	豚鼠	39.20%	9.4 小时
三趾树懒	60.00%	14.4 小时	猪	32.60%	7.8 小时

⊖　Mammalian sleep. Harold Zepelin. Principles and practice of sleep medicine，1994：69-80.

（续）

物种 （成年体）	每日睡眠 占比	每日平均 睡眠时长	物种 （成年体）	每日睡眠 占比	每日平均 睡眠时长
金仓鼠	59.60%	14.3 小时	孔雀鱼	29.10%	7 小时
鸭嘴兽	58.30%	14.0 小时	灰海豹	25.80%	6.2 小时
狮子	56.30%	13.5 小时	山羊	22.10%	5.3 小时
沙鼠	54.40%	13.1 小时	牛	16.40%	3.9 小时
老鼠	52.40%	12.6 小时	亚洲象	16.40%	3.9 小时
猫	50.60%	12.1 小时	绵羊	16.00%	3.8 小时
猎豹	50.60%	12.1 小时	驴	13.00%	3.1 小时
田鼠	50.30%	12.1 小时	马	12.00%	2.9 小时
恒河猴	49.20%	11.8 小时	非洲象	8.30%	2.0 小时
兔子	47.50%	11.4 小时	野生长颈鹿	7.90%	1.9 小时

不同种类野生动物的代表性睡眠需求

那究竟是什么决定动物的睡眠时间长短呢？是代谢率。但即使是同类动物其代谢率也有很大不同，而不同动物的睡眠长短和新陈代谢率直接相关。代谢率很低的生物睡眠时长相对短，但会花更多时间进食，而代谢率很高的动物则会花大量时间睡觉。也就是说所有动物的睡眠所需时间其实都是固定的，只是睡眠模式有所不同而已。

在表 2-1 中，我们会发现睡眠时长和人类最接近的是猪，你是不是觉得有点神奇。同为杂食动物，代谢率相近就是睡眠时长相同的主要原因。其实，从生理来讲人和猪的确有很多相似性，在科学实验中，猪也经常被用作替代人类的实验对象，比如作为营养学模型[一]、传染病模型[二]、伤口愈合模型[三]、体外渗透模型等[四]。在基因工程中，现在可以用猪来培养人类器官，比如把某人的某器官 DNA 植入猪体内，就会长出带有这个人 DNA 的器官，然后移植回这个人体内，还不会产生器官的排异现象。可惜，美国第一个移植猪培养心脏的人只活了不到 3 个月就死了。除此之外，猪的行为模式和人类也类似，它们非常爱干净、爱社交，且可以通过镜子认知测试，在动物中也算比较聪明的。

睡眠时间最短的是长颈鹿，平均每天只睡 1.9 小时，而且每次睡觉只有 10 分钟，长颈鹿的睡眠属于零散睡眠，它会把一天的睡眠时间分散安排，有时候闭上眼睛打个瞌睡就当是睡过一觉了。它们在大多数时间都保持着清醒的状态，所以古时候人们都以为长颈鹿是不睡觉的。人们可能以为，长颈鹿的这种睡眠模式是为了让自己随时处于警戒状态，警惕食肉动物的袭

[一] The pig as a model for human nutrition. Miller E R，Ullrey D E. Annual review of nutrition，1987，7（1）：361-382.

[二] The pig：a model for human infectious diseases. Meurens F，Summerfield A，Nauwynck H，et al. Trends in microbiology，2012，20（1）：50-57.

[三] The pig as a model for human wound healing. Sullivan T P，Eaglstein W H，Davis S C，et al. Wound repair and regeneration，2001，9（2）：66-76.

[四] Pig and guinea pig skin as surrogates for human in vitro penetration studies：a quantitative review. Barbero A M，Frasch H F. Toxicology in vitro，2009，23（1）：1-13.

击。其实是因为长颈鹿是叶食动物，长颈鹿每天要吃 60 千克的植物，才能摄取足够的能量，因此需要通过反刍等方式才能消化长纤维的粗叶子获取营养，代谢率极低，所以睡眠时间短。再比如没有天敌的大象每日的平均睡眠时间也很短，是 3.9 小时，这也是因为大象吃的东西难消化，代谢率低，所以睡眠时间短，而不是因为它们需要抵御天敌。哺乳动物中有一个例外，睡 20 小时的考拉，它们睡眠时间很长但代谢率也很低，主要是因为其主要食物是含毒的桉树叶，必须通过长时间睡眠让身体去除树叶毒性。

而长颈鹿的天敌——狮子，则需要平均每天 13.5 个小时的睡眠时间，因为狮子吃容易消化的肉，肠胃消化非常快，需要高代谢率来匹配，所以睡眠时间相对也长。睡眠时间更长的则是常见的棕褐色小鼠，它们只有晚上出来觅食，一天平均需要睡 19.9 个小时，其代谢率非常高，长得快，寿命短，95% 的小鼠都在一年内死亡，最长活不过三年。

非哺乳动物也需要睡觉，例如鱼类和无脊椎动物，但由于其脑电图模式无法与脊椎动物对比，科学界暂时很难知道它们究竟睡了多久。因此，目前调查哺乳动物和鸟类以外的物种的睡眠仅依赖于确定其睡眠的特定行为特征。神奇的是，果蝇的睡眠模式不仅和哺乳动物的睡眠模式高度相似，其生理、神经等各方面均高度相似，因此其作为替代品被大量应用到关于哺乳动物的睡眠和生物学研究中。

也有很多动物，例如鲸鱼、海豚和鸟类，大脑可一半休眠，另一半清醒工作，有正常功能并保持警觉性，遨游几个月都无须停下来睡觉，这种睡眠被称为"半脑睡眠"（unihemispheric sleep）。这种情况在人类整个的睡眠过程中也会出现，且会在不同睡眠阶段中交替。科学界推测，左右脑的不对称深度睡眠起着自我保护机制的作用，使人保持对夜间睡眠期间潜在危险的警惕。自从人类学会利用火之后，夜间危险大幅减少，这种半脑睡眠的作用越来越弱，左右大脑同时休息的效率更高。所以我们不用羡慕猫头鹰，因为它们的睡眠效率并没有人类高，而且在半脑睡眠状态下大脑也不能处理大量的信息。

总的来说，所有动物的睡眠所需时间、睡眠方式其实都是根据物种确定的。在陆地上只有灵长类动物可以睡一整晚，并且第二天一整天都不累，所以人类的智慧超越了绝大部分动物，这也与我们超高效的睡眠模式有非常大的关系。

2.3 人类每天究竟睡几个小时才够？

那么人类究竟需要多少睡眠？我不得不说这是一项宏伟的研究，人类在过去的几十年里做了各种各样的实验，最终结论都是平均8小时，人的睡眠只要持续低于7小时就会产生明显的不良后果（这里的8小时是指躺床上开始入睡，其中不包括苏醒状态的有效睡眠时长可能在 7 小时左右）。哺乳动物实验也通过代谢率说明人类平均每日睡眠所需时间在 8 小时左右，属于哺乳动物中间值。当然因为每个人的基因不同，个体之间的睡眠时间都有差异，但平均 8 小时的睡眠建议适用于所有人（无特殊情况上下波动不会超过 1 小时）。生活节奏快的人群适当压缩睡眠到 7 小时左右是可长期执行的，但低于 7 小时属于睡眠缺乏，低于 6 小时则会非常危险了，而每晚睡眠少于 4 小时在科学上已经属于非常严重的睡眠剥夺。

调查数据显示，我国国民工作日平均睡眠时间为 6.75 小时，节假日为 7.06 小时。很明显，人们在节假日的睡眠时间会增加，用来补偿平时的睡眠不足。也就是说，如果你周末或休息日的睡眠时间比工作日更长，这就是你睡眠不足的明显表现之一。即便周末补充了半个小时或者一个小时的睡眠，总体来看也是不够的。要知道，严重失眠的成年人平均每天也能睡 6 小时左右，正常成年人睡眠少于 6 小时就开始对人体有重大伤害了，而身体会通过打盹等方法让你保证最少 6 小时睡眠。每天睡眠不足 6 小时的人患痴呆症的可能性会增加 30%。

研究证据表明[一]，在一周左右的时间内，睡眠减少的影响一般都是线性累积的。如果平时睡眠足够，故意延长睡眠时间，比如超出正常范围 2 ~ 3 小时，对普通人几乎没有益处。最后，需

[一] How much sleep do we need? Ferrara M, Gennaro L D. Sleep medicine reviews, 2001, 5（2）: 155-179.

要强调的是，每个人的睡眠需求确实存在较大的个体差异，所以有一定波动也是正常的，但 7～9 小时应该是健康成年人的睡眠时长范围。

1913 年 Lewis M Terman 和 Adeline Hocking 的社会调查⊖显示，当时美国人平均睡眠时间为 8.2 小时，而 2003 年 Thomas Roth 的社会调查则显示人们的平均睡眠时间减少到 7.1 小时，而最近几年的调查结果显示美国人的平均睡眠时间为 6.9 小时，明显减少。2013 年我国睡眠指数报告显示人均睡眠时长为 8.8 小时，而到了 2020 年则变成了 6.92 小时，7 年里缩短了近 2 个小时。

任职于美国国家心理健康研究所专门研究人类激素的托马斯·韦尔（Thomas Wehr）博士在 1993 年公布的一个研究结果显示，在没有外界压力和其他因素干扰的情况下，人类每日平均睡眠 8.1 小时。

有科学实验研究了人类究竟需要多少睡眠。实验对象是一群健康的成年人，他们平时都有 7 小时左右的睡眠时间，试验的一个月里他们不用上班也没有太多可做的事，困了就可以睡。有趣的是，这些普通人因为无事可做，在参加实验的第一天平均睡了 12 小时，然后第二天平均睡 11 小时，第三天大约睡 10 小时，慢慢地在第二周下降到 8.5～9 小时，到了第三周下降到了大约 8

⊖　The sleep of school children : Its distribution according to age, and its relation to physical and mental efficiency. Terman L M, Hocking A. Journal of Educational Psychology, 1913.

小时。到第四周时,他们的睡眠总时长都开始趋于平稳,平均稳定在 8.1 小时。这个结果和其他科学实验结果完美吻合,得出了非常清晰的结论,人的生理睡眠需求就是 8.1 小时。

前面我们说过,虽然人类的基础代谢率在动物中比较高,但人类和其他动物一样都有固定的必需睡眠时长,且个人在睡眠生理需求方面没有很大的差异,但是每个人的睡眠质量和日常睡多少觉有很大的差异。此外,对大脑突触的研究证明,人类在清醒时学到的东西越多,大脑突触改变也会越多,因此睡觉时间也越长。所以白天接受新知识和信息越多,我们所需的睡眠时间也越长。科学研究还发现,不论在清醒时还是睡觉时,一个人乃至其他动物的脑电图频率、脑电图谱是会遗传的。换句话说,你的睡眠习惯和睡眠结构会遗传给下一代。特别是失眠,有很强的遗传效应,如果我们不好好睡觉,那么后代的基因劣化问题会更严重,毛病也就更多。

在灵长类动物中,人类的平均睡眠时间是最少的,高效的睡眠能力的确是人类进化的一个重要表现。研究人员发现人类基因组全部解密后和黑猩猩的基因有高达 98.5% 的相似度,但黑猩猩却需要睡近 10 小时,而人类的快速眼动睡眠比例是所有灵长动物中最高的,说明人类的睡眠质量最高(见图 2-1),据推测是由于人类吃熟食的饮食习惯导致了代谢率差异,还有就是人类筑巢提供了更好的睡眠环境提升了睡眠效率。

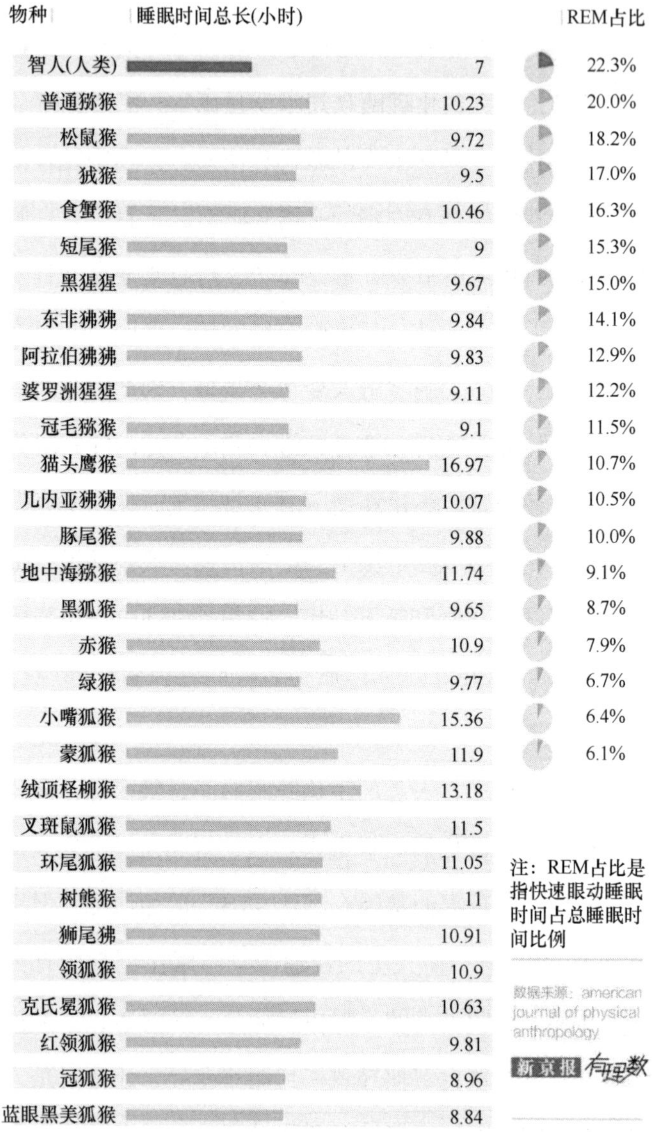

物种	睡眠时间总长(小时)	REM占比
智人(人类)	7	22.3%
普通猕猴	10.23	20.0%
松鼠猴	9.72	18.2%
狨猴	9.5	17.0%
食蟹猴	10.46	16.3%
短尾猴	9	15.3%
黑猩猩	9.67	15.0%
东非狒狒	9.84	14.1%
阿拉伯狒狒	9.83	12.9%
婆罗洲猩猩	9.11	12.2%
冠毛猕猴	9.1	11.5%
猫头鹰猴	16.97	10.7%
几内亚狒狒	10.07	10.5%
豚尾猴	9.88	10.0%
地中海猕猴	11.74	9.1%
黑狐猴	9.65	8.7%
赤猴	10.9	7.9%
绿猴	9.77	6.7%
小嘴狐猴	15.36	6.4%
蒙狐猴	11.9	6.1%
绒顶柽柳猴	13.18	
叉斑鼠狐猴	11.5	
环尾狐猴	11.05	
树熊猴	11	
狮尾狒	10.91	
领狐猴	10.9	
克氏冕狐猴	10.63	
红领狐猴	9.81	
冠狐猴	8.96	
蓝眼黑美狐猴	8.84	

注：REM占比是指快速眼动睡眠时间占总睡眠时间比例

数据来源：american journal of physical anthropology

新京报 有理数

图 2-1　30 种灵长类动物睡眠时间

2.4 不同年龄的人睡眠时长会有差异

从人的一生来看，睡眠模式其实一直在变。根据年龄、性别的不同，人的新陈代谢率和睡眠需求都是不同的。睡眠的机制也非常多，并不是简单固定的节律和睡眠周期，任何一个影响睡眠的机制出问题都有副作用和后果。所以我们的健康习惯对于长期睡眠质量的保持至关重要。

刚生下来的婴儿每天需要 16~20 小时的睡眠时间，到他们蹒跚学步的时候所需睡眠时间减少到 12~14 小时，青少年每天大约需要 10 小时睡眠时间，而成年人需要 8 小时左右的睡眠时间，老年人需要 7.5 小时左右的睡眠时间。

美国睡眠医学学会和睡眠研究学会联合发布的 2015 年最新版睡眠指南中，对现代人给出的建议如下（见图 2-2）。

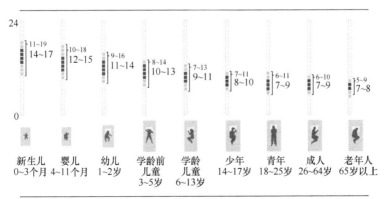

图 2-2 不同年龄段建议睡眠时长

不仅睡觉总时长会随年龄变化，睡眠的结构也会发生变化，具体来说就是快速眼动睡眠和慢波深度睡眠会逐渐减少（见图2-3）[一]。

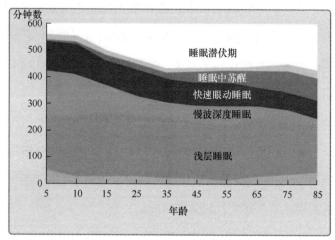

图2-3　睡眠结构随年龄变化图

在哺乳动物幼崽中，人类婴儿的睡眠时间最长。人类婴儿平均有8小时的快速眼动睡眠和8小时的非快速眼动睡眠。在发育的最初几周中，婴儿的睡眠需求和结构与成人相比差异很大。在产后的几个月内，婴儿快速眼动睡眠所占时间百分比显著减少。当孩子长大一些时，他的非快速眼动睡眠时长为6~7小时，而快速眼动睡眠仅有大约1小时。不仅人类如此，而且许多依赖母乳喂养的动物也是如此。

[一] Meta-analysis of quantitative sleep parameters from childhood to old age in healthy individuals: developing normative sleep values across the human lifespan. Ohayon M, Carskadon M A, Guilleminault C, et al. Sleep, 2004, 27(7)：15-20.

欧美儿科医生对于儿童的睡眠建议如下：

1）根据上述年龄来计算合适的睡眠时长，并让儿童在 21 点前上床；

2）保证睡眠节律的长期一致性和规律性，优先安排睡眠活动，而不是其他活动；

3）睡眠的环境固定且适宜，以提供最高安全感；

4）每日都有 30 分钟以上足够的户外运动量，2 小时以上的活动量和健康饮食习惯；

5）睡前禁止使用手机、电视等所有电子设备，不准带电子设备进入卧室；

6）保持心情愉悦，避免经历人际冲突；

7）训练儿童独立入睡的能力，无须陪睡，培养安全感；

8）白天儿童提出的生理和心理诉求都能得到满足，睡前没有怨气或挂念的事情；

9）儿童在入睡前心情平静且放松，睡前兴奋或不开心都不利于睡眠。

青春期睡眠行为会发生实质性变化，与儿童期相比，青春期睡眠时间开始减少，青少年开始喜欢熬夜晚睡，喜欢凌晨睡觉会成常态。到 20 岁左右，青少年的入睡时间和睡眠时长逐渐和成年人相同。发生这些变化的主要原因有两个，一个原因是心理上的，青少年的社会行为变化，是因为他们希望获得他人认可，更需要找到自己在社会中的位置；另一个原因是影响生育能力的性激素变化。在远古时期，可能是为了便于交配繁殖，处在性巅峰期的青少年的入睡时间都会自动延迟。

进入成年期后，开始出现标准的人类睡眠结构，入睡时间和唤醒时间也更加符合自然界的昼夜节律。但随着年龄的增长，睡眠潜伏期以及在非快速眼动睡眠阶段 1 和 2 中花费的时间可能会增加，而在快速眼动期和慢波睡眠期花费的时间似乎会减少。Backhaus 等人的实验论文指出⊖，中年人的陈述性记忆巩固能力的下降（实验人群年龄为 48~55 岁）是由于慢波睡眠整体时长较短。

人们普遍认为老年人的睡眠时间会缩短，在晚上入睡后很容易惊醒或自然醒来，然后再也无法入睡，如此导致睡眠效率明显下降。这些变化常与老年性脑萎缩、认知障碍和神经退行性疾病有关。根据 Mander 等人的研究，内侧前额叶皮层（mPFC）灰质萎缩是非快速眼动睡眠期间缓慢活动中断的预测指标，这可能会损害老年人的记忆。例如，白天过度嗜睡和夜间失眠，通常也是导致阿尔茨海默病（AD）或帕金森病（PD）的风险。现在我们推测老年人机能和昼夜节律控制的衰弱，导致无法保持睡眠状态，并因为睡眠质量下降导致加速衰老，形成恶性循环。老年人的睡眠是一个重要的研究领域，现在还有很多未知待解答。如果老年人的睡眠质量能有所改善，则对其健康和寿命都会有正面的

⊖ Midlife decline in declarative memory consolidation is correlated with a decline in slow wave sleep. Backhaus J, Born J, Hoeckesfeld R, et al. Learning & memory, 2007, 14(6)：336-341.

影响。

2.5　高质量睡眠的 8 个关键指标

现代社会的多元化高速发展对人们提出了更高的适应性要求，竞争激烈和快节奏的社会生活给人们带来了巨大的心理压力。当前，影响人类健康的两大冲突因素，压力与睡眠质量，越来越受到心理学和医学有关领域的关注。在 2021 年 3 月底，为保证中小学生享有充足睡眠时间，促进学生身心健康发展，教育部办公厅专门下文要求加强中小学生睡眠管理工作。随后 7 月的《关于进一步减轻义务教育阶段学生作业负担和校外培训负担的意见》中进一步明确要保证中小学生的足够睡眠时长。

随着现代科技的发展，人们也利用多种精密仪器将生理信号转化为评价睡眠质量的各项指标，**如睡眠潜伏期长短、快速眼动睡眠时长、慢波深度睡眠时长等**[○]。

良好的睡眠不仅需要睡眠时长达到 8 个小时，更重要的是睡眠质量。随着人的年龄增加，睡眠长短和睡眠结构会逐渐变化，以一名约 25 岁的健康青年为标准，我们来说明什么是标准的良好睡眠。

○　Measuring sleep quality. Krystal A D, Edinger J D. Sleep Medicine，2008, 9（1）: S10-S17.

如前所述，高质量的睡眠由多个完整的周期循环组成。大家都知道睡得很浅代表睡眠质量不高，但实际上深睡眠太多并不代表睡眠质量高，高质量的睡眠是完整的周期循环越多越好，且快速眼动阶段的时间尽量长。普通人可以通过下面的一些指标来判断睡眠质量，这也是现在绝大部分睡眠健康软件的算法基础。即便没有睡眠监测，我们也可以在睡前和醒来后用更简单的写睡眠日志的方式自行记录，追踪自己的睡眠，进行自我评估。

（1）总睡眠时长（Total Sleep Time）：一次性睡够 7 小时以上

总睡眠时长 = 床上躺着的时长 − 整夜累计醒着的时长。

大部分人说自己睡了几个小时，其实都是指在床上躺着的时长，而有效的睡眠时长只包括入睡后所有睡眠状态的总时长。如我们前面所说，大多数成年人需要 7~9 个小时的总睡眠时间才能在白天表现良好并保持健康，平均来说 8 个小时肯定最好，低于 7 小时会有副作用，6 小时以下就属于缺乏睡眠。一次性睡到天亮是最好的，中间醒来或者起夜上厕所都会拉长睡眠时间，降低睡眠效率。因为重新入睡又需要经历 N1 到 N2 的过渡阶段，浪费 15~20 分钟时间，拉长了整夜睡眠所需的时间。

（2）睡眠效率（Sleep Efficiency）：效率高于 85%

睡眠效率 = 总睡眠时长（Total sleep time）/ 床上躺着的时间（Time in bed）。

躺在床上睡不着，或者处于半苏醒状态，肯定是低效率的。对于成年人而言，80%以上算正常，高于87%就算良好，要达到7小时睡眠，那也就是说躺床上至少8小时。但即便睡眠效率高，比如躺下就睡着的人，如果睡眠总时长不够，其睡眠质量也不好，还是属于睡眠不足。如果在睡眠中被惊醒，健康的人应该能够在20分钟内快速回到睡眠中；如果不能再次入睡，说明睡眠效率不高，有潜在或明显睡眠问题。你可能也曾发现了，某一天特别累的时候，或者头一天晚上睡眠不足的时候，人会秒睡，瞬间进入深度睡眠状态，这是人体为了加速大脑和身体恢复的高效率睡眠状态。睡眠效率直接决定睡眠质量，这个概念非常重要，我们会反复提到。

（3）睡眠潜伏期长短（Sleep Latency）

这是你晚上躺下后入睡所需的时间，长期平均值很有参考意义。在理想情况下，健康的人躺下10~15分钟内入睡最佳，20分钟内也算正常，但长期超过20分钟则可能有失眠问题。如果每一次都在不到5分钟的时间内入睡则可能表明你日常睡得太晚或睡眠不足，这就是在提醒你：大脑已经过度疲惫了。

（4）长期睡眠节律（Sleep Rhythm）

睡眠节律是指入睡时间的长期波动情况，这可以让你知道自己是否根据昼夜节律的明暗自然节奏入睡。每个人都有理想的就寝时间窗口，最佳入睡窗口期多少会影响睡眠质量，稳定的入睡时间有利于昼夜节律，对于身体代谢和激素调节至关重要。虽然每个人可能不一样，一般来说 23 点前入睡比较好，超过 0 点不太好。每次睡眠时长比较接近也是好的，作息时间混乱则必然对睡眠质量不利。

当然，现在的工作时间表，让很多人在周一至周五都睡得比较少，通过周末来补觉。这是在无法保证每天都有 7~8 小时睡眠情况下的次优方案，长期以周末懒觉的方式来补觉是合理的操作方式，而且身体的确可以将短期积累疲劳一次性释放（见图 2-4）。这样，总比长期睡眠不足好。如果平时睡眠不足，周末还继续"打鸡血"，身体就会逐渐压缩睡眠，长期会产生不容易被察觉的副作用。

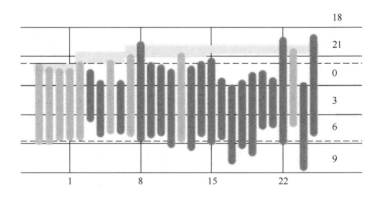

图 2-4　作者一个月的睡眠节律

（5）慢波深度睡眠（SWS）时长

对于睡眠，深度的慢波睡眠和快速眼动睡眠一样重要，而且都会随着年龄的增长而减少，年轻人的慢波睡眠可能超过 90 分钟，而老年人可能只有 45 分钟。总的来说，慢波睡眠越长越好，除非占比过高，一般不会认为睡得过多。正常来讲，没有良好的慢波深度睡眠，也就不可能有良好的快速眼动睡眠。这一指标基本上是要用睡眠软硬件才可以测试出结果的。

（6）快速眼动睡眠时长（REM）

虽然快速眼动睡眠随着年龄的增长而减少，平均而言，快速眼动睡眠占成年人总睡眠时间的 20% ~25%。快速眼动睡眠总计超过 90 分钟都是非常好的，低于 60 分钟则表明睡眠质量较差。快速眼动睡眠的损失很难补回，只有在慢波深度睡眠得到充分补充后才有可能，因此缺觉首先伤害的就是快速眼动睡眠，同时记忆也会受到损伤[一] 。

（7）睡眠结构完整性（Structure）

如图 2-5 所示，标准的睡眠结构是前面 3~4 个睡眠周期以慢波深度睡眠为主，后面 4~6 个周期以大块时间的快速眼动睡眠为主。如果在这两个最重要的睡眠阶段不连续，会形成碎片化的睡

㊀ Monitoring and staging human sleep. Carskadon M A, Rechtschaffen A. Principles and practice of sleep medicine, 2005.

眠状态，导致快速眼动睡眠和慢波深度睡眠的总时长过短，从而导致睡眠质量下降。比如睡前喝酒，就会导致睡眠后期的快速眼动睡眠阶段碎片化，即使睡足 8~9 小时，第二天自我感觉还是很累，且记忆下降。

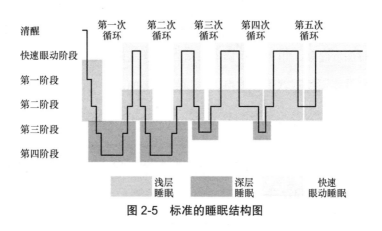

图 2-5　标准的睡眠结构图

（8）静息心率（Resting Heart Rate）

这个指标需要心率监测设备，这反映了人整夜入睡状态中的身体活动。睡眠过程应该是全天心率最低的时候，在浅睡眠状态下偶尔醒来或在床上翻身都是正常现象，但心率过高可能是睡眠太浅的表现。一般通过观看静息心率图（RHR）可判断安静程度，查看整夜身体休息的模式。在理想情况下，最低的静息心率应该在睡眠中间点时刻前后，并随着时间推移再次上升直到醒来，就像下面这个吊床曲线一样（见图 2-6），是最标准的睡眠心率曲线。

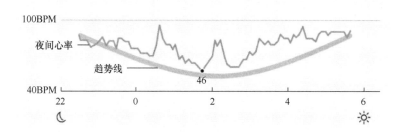

图 2-6　吊床曲线

如果心率上下波动较大，或者波动趋势明显违背吊床曲线，也是睡眠质量不高的表现。比如夜间心跳呈现下滑坡线（见图 2-7），表明夜间的代谢功能在超负荷工作。一般来说，很可能是因为你在睡前吃过夜宵、深夜锻炼或睡前喝酒了。如果静息心率从高位下滑到最低点醒来，你可能醒来会感觉昏昏沉沉的，感觉睡眠未让你彻底恢复。遇到这种情况最好再多睡一两个小时。

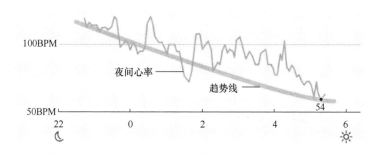

图 2-7　下滑坡线

相反，如果在入睡后，静息心率不但没有下降反而开始爬升，这可能是因为你睡前做了让人筋疲力尽的事，比如晚睡了。当人晚睡时，心率可能会上升，甚至会导致打鼾等情况发生。当身体适应入睡后，心率重新开始下降至最低点。这种心率图看起来就如下面这个爬坡趋势线一样（见图 2-8）。当然对于心率的变化有些时候你是可以感受到的，特别是敏感的人，但还是要通过专业设备记录。

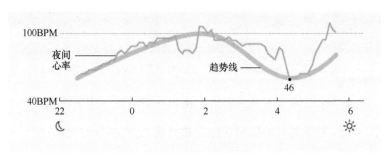

图 2-8　爬坡趋势线

　　一个完整的高质量睡眠，要求人躺床上至少 8 小时，85% 的睡眠效率可以达到 7 小时的有效睡眠时间，其中深度睡眠和快速眼动睡眠都超过 90 分钟，浅睡眠占 4 小时左右。如果睡眠潜伏期有 15 分钟的话，睡眠过程中就有 45 分钟处于迷糊的半清醒状态。

2.6　个人最佳睡眠时长

　　足够的睡眠时长，一般是指能让人白天保持清醒并且能够在白天维持正常的生活水平的睡眠时长。现在绝大多数都市人群的实际睡眠都不到 7 小时，睡眠只够让自己在白天保持清醒而已。而最佳睡眠时长则是指平衡昼夜活动时长后在满足运动表现、认知功能、心理健康、身体健康、生活质量等多方面因素后所需的睡眠量。要通过以上各种因素来综合确定每个人各自的具体睡眠需求并非易事，但有一个比较简单的方法就是连续三天让自己不设闹钟睡到自然醒，一般来说这样做就可以最大限度消除短期睡眠负债。更准确的方法是让自己连续 10 天左右不设闹钟睡到自然醒，这样从第 11 天开始就是自己在天然状态下的最佳睡眠时长了。

一个针对 23 岁左右日本年轻人的研究的结果表明[一]，日本健康的年轻人每天大约少睡了 1 小时（睡眠债务），需要长达 9 天的充足睡眠才能消除在短期内积累的睡眠债务，回归到个人最佳的睡眠时长，实验中的最佳睡眠时长基本都在 8.5 小时左右。这和人类平均需要 8.1 小时睡眠时长的结论基本是吻合的。如前所述，要保持长期健康，睡眠时长不应低于自己年龄段的建议最少睡眠时长。

自我感觉的睡眠质量良好与否和睡眠时长、睡眠效率密切相关，也就是说前一小节中提到的 8 个关键点中的前 7 个其实最终都可以通过睡眠效率表现出来，而这些指标基本都和睡眠时长、睡眠结构相关。除此之外，第 8 个关键点静息心率一般以体温表现，和昼夜节律相关，这也是我们不停强调最佳的睡眠质量需要我们的作息与自身昼夜节律吻合的原因。一般来说，一个作息规

　　[一] Estimating individual optimal sleep duration and potential sleep debt. Kitamura S, Katayose Y, Nakazaki K, et al. Scientific Reports, 2016（10）.

范的人，体温会在凌晨 1 点左右快速下降到一个较低水平，然后在凌晨 4 点左右达到最低，而我们需要提前 90~120 分钟左右入睡才能让体温降到较低水平，因此为了实现良好睡眠，成年人最晚的睡眠时间就是晚上 23：30，最好在 23 点之前。如果在保证睡眠时长的基础上，起床时间能和日出同步则更好，随环境光提示清醒，睡眠质量更高。

2.7 为什么有的人日常睡 4~6 个小时也没有不适？

虽然这个世界上存在极少数睡眠需求很少的人，但他们的这种特殊基因从长期来看很可能对他们是有害的，比如可能导致器官的加速衰老。动物单个基因组进化一次需要 25 代左右，同为现代人类的我们，大脑内部结构很难产生巨大差异，那些睡眠需求少的人的祖先很可能世代都生活在危险的环境中，导致他们不得不通过减少睡眠来提高睡眠时的警惕性。

但绝大多数认为自己睡得少还没有不适的人都有错觉，缺少睡眠的人都不会认为自己缺觉。我们总是能看到一些人觉得自己每天睡 6 个小时精力充沛，便认为自己天赋异禀，或者基因不同，或者认为睡眠控制能力能受到自我训练而变得高效。其实，健康的睡眠是有标准的，你能不能睡得健康才是你该考虑的问题。

早在 1978 年，现代睡眠医学之父、斯坦福大学教授威廉·迪门特通过各种生理困倦和睡眠测试实验得出一个结论：所有人对于自己是否缺少睡眠都很难有准确的认知。尤其是那些缺觉的人都认为自己不缺觉，认知有一定差异，实验中的所有人都没想到自己能在白天快速睡着。有一半人都说他们根本不困，可在实验中他们不到五分钟就在 MSLT 睡眠测试中入睡了，证明他们非常缺乏睡眠；而另一半人认为他们只是有点困，但他们不知道自己其实非常困。

另外，人体有很强的生存适应机制，如果长期坚持缩短睡眠，比如每天睡 5 小时，那么你的身体很快会适应，并为了白天应对各种的危机和任务，让你自我感觉良好。代价就是器官的加速衰老，尤其是大脑。可以睡 5 小时就醒并不是说你就该睡 5 小时，这并不是你的最佳状态。

2.8 判断睡眠质量的"金标准"

在正常睡眠中，睡眠阶段是交替进行的，并与心率变异性（Heart Rate Variability）的变化相关。在非快速眼动睡眠期间，心血管系统稳定，此时主要由副交感神经控制心脏。在快速眼动睡眠期间，心血管系统不稳定，此时主要受交感神经活动影响。睡眠后期的快速眼动睡眠增多，也就意味着对于健康状况不佳的人，得心脏病的相关风险也会增加，例如心律失常、急性心肌梗死和心源性猝死。非快速眼动睡眠则可能增加贫血患者的发病风险。有研究表明，夜班工人的睡眠时间表与内源性生物钟之间的错位可能会诱发心血管类疾病。

之前提到过的所有睡眠的指标和状态，都可以通过睡眠多导图（PSG）来监测和呈现。睡眠多导图是诊断许多睡眠障碍的先进工具，可以评估国际睡眠障碍分类中的几乎所有主要疾病，是睡眠诊断的"金标准"。睡眠多导图包含的检测项目如下：

- 脑电图（EEG）：测量并记录不同波段的脑电波活动以识别睡眠阶段，并可检测癫痫发作活动。

- 眼电图（EOG）：记录睡眠时的眼球运动，可识别不同的睡眠阶段，尤其是快速眼动阶段。

- 肌电图（EMG）：记录肌肉活动（例如，磨牙和面部抽搐，以及肢体表面肌肉监测）。下巴肌电图可以区分快速眼动睡眠和觉醒这两个很类似的状态，肢体肌电图可以识别睡眠期间的周期性肢体运动（PLMS）。

- 心电图（EKG）：记录心率和心跳节律。

- 血压计：测量血压及其变化。

- 脉搏血氧饱和度：监测氧饱和度（SaO2）。

- 呼吸监测器：测量呼吸的用力程度（胸部和腹部）。它有多种测量方式，包括阻抗、电感、应变计等。

- 二氧化碳图：测量并以图形方式显示气道开口处吸入和呼出的 CO_2 浓度。

- 经皮监测器：测量 O_2 和 CO_2 通过皮肤的扩散。

- 麦克风：持续记录鼾声的音量和种类。

- 摄像机：连续录制视频，对识别身体运动和位置很有用。

- 温度计：记录核心体温及其变化。

- 光强度耐受测试：确定光强度对睡眠的影响。

- 夜间阴茎肿胀试验：用于识别生理性勃起功能障碍。

- 食道测试：包括压力测量、测量胸膜压力、食管测压评估蠕动和食管 pH 监测（酸度测试）。

- 鼻腔和口腔气流传感器：记录气流和呼吸频率。

- 胃食管监测仪：用于检测胃食管反流病（GERD）。

3

常见睡眠问题解答

3.1 如何测试自己是否缺觉

有的人会觉得自己每天都睡得很好，没有睡眠问题。真的是这样吗？我邀请你跟我一起完成下面这8个情境问题，你来选择想睡觉的频率（见表3-1）。

表3-1 爱华氏嗜睡量表

情境	从不（0）	偶尔（1）	很有可能（2）	经常会（3）
坐着阅读时				
看电视时				
在公众场所坐着不动时（如戏院或开会中）				
在连续开了一个小时的车上当乘客时				
坐着与人谈话时				
饭后休息时（未饮酒）				
开车等红绿灯时				
下午静卧休息时				

这个测试量表叫爱华氏嗜睡量表（Epworth Sleepiness Test），它是目前国际通用的睡眠测试，也是最简单的一种白天嗜睡量度。

- 0~5分较低的白天嗜睡
- 6~10分正常白天嗜睡
- 11~12分白天轻度嗜睡
- 13~15分白天中度嗜睡
- 16~24分白天重度嗜睡

分数超过 10 就证明你属于缺少睡眠的人了，那么你今天不应该开车了，因为你的睡眠不足。如果在 10 分以下，那你只需要在即将到来的夜晚睡个好觉就可以了，暂时不会危害自己或其他人。或许你觉得我说得有点骇人听闻了，你在想，难道不是很多人都这样么，也没见到谁有危险呀？

阻塞性睡眠呼吸暂停的人约有 11.5 分，严重者一般有 16 分，最严重的发作性睡病患者有 17 分。一般来讲，得分大于 10 的人占总人口的 20%，也就是说 20% 的人白天有明显的嗜睡问题。

实际上，如果你去欧美睡眠类的研究诊所，他们将把你送入一个睡眠中心，通过多重睡眠延迟测试（MSLT）来衡量你的睡眠情况。如果你超过 10 分，睡眠中心不会让你开车回家，他们还会坚持要你打电话找人开车回家，否则他们就给你叫一辆出租车，因为你已经长期睡眠不足了。多重睡眠延迟测试，是一种更准确的医学测试方法，它被广泛应用于测试白天是否过度嗜睡，例如发作性睡病或特发性高嗜睡症。在白天适宜睡觉的安静环境里，医生会在头和脸部放置传感器，监视并记录患者的脑电波、脑电图、肌肉活动和眼球运动等数据，检测患者何时处于睡眠状态、清醒状态以及快速眼动睡眠状态。如果你在 20 分钟内睡着，那么会在入睡 15 分钟后被唤醒；如果你在 20 分钟内没有入睡，证明你完全不困，那就结束测试。每两小时做一次测试，记录你每次入睡所需时间。

大部分人平均在 11.4 分钟时能进入第一次睡眠。如果你在夜间有睡眠呼吸暂停等疾病，大概率白天也会有发作性睡病，在这个测试里就很容易在一两分钟之内睡着。如果你有整夜睡不着等失眠症状，你也可能会在白天经历发作性入睡。一般来说，睡眠潜伏期少于 5 分钟的是病理性嗜睡，都市人口中 8% 的人严重缺少睡眠，属于病理性嗜睡，需要住院治疗。而 29% 的人中度缺少睡眠。但是，如果某人前一夜睡了 8 个小时，第一次测试快速入睡了，醒来精神很好，但后续几次就不那么容易入睡，这是恢复性睡眠，不是嗜睡病。

环卫人员、卡车司机和住郊区的公共交通通勤者，都需要一大早起床，很容易睡眠不足，他们的困倦程度一般高于常人。倒班和值夜班的人员由于昼夜节律和睡眠不足而有极高的嗜睡率。医务人员、老师等必须早起者，如果晚上不提前睡觉很容易睡眠不足。有呼吸道疾病、身体疼痛、焦虑抑郁的人群，晚上很容易惊醒，自然睡眠质量很差，有嗜睡的风险。在年龄较小的人群中，大学生、青少年熬夜做题、玩游戏、看视频造成的工作日睡眠缺乏，周末睡懒觉也是补不回来的。

3.2 人类持续不睡觉会怎样?

前面第二章我们提到了老鼠、果蝇、狗在不睡觉的状态下，只能存活 9~17 天。由于在人身上做这种有害健康的实验非常残酷且不道德，相关的大型实验较少，但有一个比较典型的实验案例可以给出一些可参考的结果。1968 年加州大学洛杉矶分校（UCLA）招募了 4 名 21~23 岁的健康大学生志愿者进行了大约 205 小时的持续睡眠剥夺实验，充分说明了缺少睡眠导致人体变化的过程⊖（见表 3-2）。实验说明，在没有外界强烈刺激的情况下，人类基本上无法坚持 72 小时不睡觉，6 天不睡觉就会彻底精神错乱。

表 3-2　持续睡眠剥夺实验

缺少睡眠次数	持续睡眠剥夺导致症状
第 1 晚	大多数人都能忍受一晚的睡眠剥夺，尽管可能会感到轻微不适。一天 24 小时不睡觉不会有明显的生理行为改变；但是，可以明显观察到身体震颤和精神紧张度增加，无法执行一些要求精确的动作
第 2 晚	持续感到疲倦和有强烈的睡眠需求，尤其是在凌晨 3 点至 5 点之间体温达到最低值时，困意强到无法忍受
第 3 晚	无法执行需要集中精力和大脑计算的任务，尤其无法执行重复性的乏味任务。在有任何意见分歧的情况下，被试都会变得易怒和粗鲁，开始用语言攻击他人。在清晨，睡眠需求最强烈。自己已经无法保持清醒，此时已经需要观察员不停唤醒。持续 3 天不睡觉保持 72 小时清醒，大脑代谢率平均下降了 6%~8%。在大脑的某些区域，类似活跃度减少可能高达 15%

⊖ Neurological findings during prolonged sleep deprivation. Kollar E J, Namerow N, Pasnau R O, et al. Neurology, 1968, 18（9）: 836-840.

（续）

缺少睡眠次数	持续睡眠剥夺导致症状
第4晚	控制不住的睡眠发作持续发生，即便醒着，被试也经常发呆并凝视天空；即使该人醒着，脑电波也开始出现睡眠时才有的德尔塔波，证明大脑已经停止运转并且在休息。在交代执行任务时不断发生短暂的瞌睡，无法专心做事。被试还会经历知觉障碍、产生幻觉、无故兴奋、无法判断，头部周围有戴了帽子的强烈压迫感
第5晚	各种症状变得更加严重，已经无法正常推理思考，认不清方向，视觉和触觉都产生障碍，出现持续的幻觉、疲劳、易怒和妄想。被试表现出对他人的不信任，总是怀疑有人企图谋杀他们。智力和思考能力明显严重受损
第6晚	被试开始表现出不同的症状，他们不再能够分辨现实，出现各种精神疾病。这种综合征被称为"睡眠不足精神病"（实验终止后很少持续，通常在足够的睡眠补充后症状消失）。实验无法继续

3.3 短期缺少睡眠的后果有哪些？

短期的犯困让人随时可能睡着，即便是高度紧张的时刻也可能睡着。有一个犯困的经典案例，讲的是一个小偷晚上爬进一所公寓偷东西，但不巧房子的主人回家了，于是小偷迅速躲到床下不敢动，主人在屋内完成睡前准备走到床边准备睡觉时，听到了床下发出奇怪的打鼾声，他们报警后，警察来了发现小偷还在床下呼呼大睡。在生死攸关的时刻，正常人都会心跳加速非常紧张，很难睡着，但这个小偷实在太缺觉了。

生活中最常见的睡眠不足导致危险的场景就是开车睡着。

中国睡眠研究会在 2016 年 3 月 21 日"世界睡眠日"公布的研究显示：中国 8 成重大交通事故与司机睡眠不足有关，司机如果连续 17 个小时不睡觉，肇事风险"等同于醉酒驾车"。该研究会还特别提醒说，患有"睡眠呼吸暂停综合征"的司机更是潜在的"马路杀手"。有些国家已经写入交规：发放驾照时，必须检查司机是否患睡眠呼吸暂停综合征，如果是重度患者，则不准核发。

美国汽车协会交通安全会（AAA Foundation），其高级研究员 Brian Tefft 通过分析 2005—2007 年间 6800 多起交通事故，量化了司机缺觉程度与事故风险的关系。"疲劳驾驶"很可能造成严重的单车交通事故，其事故死亡率较两车以上相撞的事故高出 3 倍。因为司机犯困，而导致反应迟钝，40% 的特大交通事故因疲劳驾驶导致，而其中 30% 的疲劳驾驶由睡眠呼吸障碍引起。流行病学数据显示，阻塞性睡眠呼吸暂停低通气综合征（OSAHS）患者发生交通事故的风险是健康人的 7 倍。

如果司机睡眠不足 4 小时，其肇事风险与血液酒精浓度为 0.12 克 / 分升的司机情况相近。而在中国，血液酒精浓度大于 0.08 克 / 分升即为非法醉驾，也就是说睡眠不足导致的交通肇事的概率高于大家都知道危险的醉驾。

长期失眠者的交通事故发生率会更高。M B Balter 在 1992 年的研究中发现，失眠者约有 9% 的交通事故发生率，远高于抑郁精神病患者的 6% 和正常健康人群 1.5% 的交通事故发生率。就失眠导致的车祸而言，有两种情况，可能有时候并不是嗜睡缺觉导致司机睡着，而是疲劳导致注意力不够集中。

图 3-1 是 Findley 等人于 1989 年发表的研究数据，在美国由嗜睡症导致车祸的概率比正常车祸高很多。美国著名常青藤联盟的宾夕法尼亚大学医院的统计数据如下：

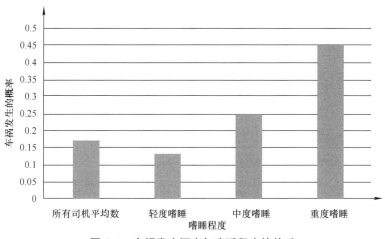

图 3-1 车祸发生概率与嗜睡程度的关系

因此，如果感觉自己有困意，最好先小憩一下再上路。在高速公路上看到有休息区时，可以尝试给自己创造适合睡觉的场景，一般有疲劳感的时候 5 分钟就能睡着，睡半小时可以救命。

短期的睡眠不足会带来什么后果呢？根据科学研究的专业分

类，后果有两类：行为后果和生理后果（见图 3-2）。

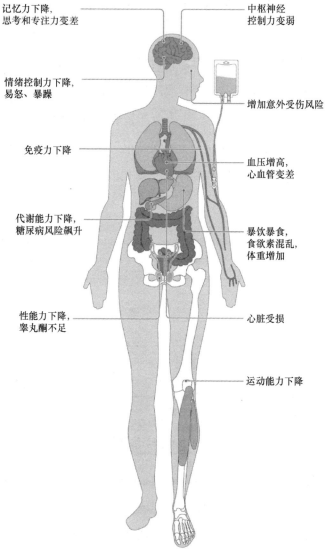

图 3-2　睡眠不足的主要危害

行为后果

- 反应迟钝，运动能力下降，易造成事故（轻则受伤，重则死亡）

- 知觉受损，难以集中注意力，警觉性下降（所有器官功能都会减弱）

- 精神不佳，随时随地容易睡着（只要安静就睡着）

- 工作效率低下，生活质量下降（思维能力下降，人际关系紧张）

- 记忆和学习能力下降，无法理性思维（对小孩影响尤其大）

- 需要刺激（会主动寻找咖啡之类的强兴奋剂，并形成依赖）

- 更喜欢喝酒，可能形成酒精依赖（喝酒又导致睡眠差，变成恶性循环）

- 暴饮暴食，老觉得饿，因为饥饿唤醒和抑制激素混乱（更容易肥胖）

- 更爱冒险，大脑理性判断能力下降，主动找刺激，更易做蠢事

- 容易抑郁，心情难保持愉悦，长期会造成心理疾病

- 情绪变得更加敏感脆弱，且易怒

- 人际交往能力下降，攻击性增强

生理后果

- 低氧血症，导致呼吸困难（因为低氧血会钝化唤醒反应，帮助人多睡）

- 增加代谢负担，胰岛素排异混乱，这是导致肥胖和糖尿病的主要原因

- 同情心泛滥，且易增加自我心理负担

- 应激反应过度，容易过度紧张，产生焦虑

- 对疼痛过度敏感，易焦虑

- 压力耐受度降低，导致抑郁等心理疾病产生的主要原因

- 免疫系统混乱，免疫力下降，体内慢性炎症

- 视力下降

- 血压和心跳混乱，长期如此可能会导致心血管疾病

- 性能力下降（和酒精中毒情况类似）

- 肌肉紧张和导致身体不自觉抖动震颤

3.4 长期缺少睡眠的后果有哪些？

长期失眠这种特殊疾病导致的睡眠不足和心理问题会严重影响个人日常生活以及相关的各种问题。睡眠不足会影响学习，影响安全且使人随时处于危险之中，例如增加事故风险。它也可能影响身体健康以及生活质量。

我们前面提到了很多持续不睡觉的极端后果，也说了睡眠的重要性和为什么应该尽量睡 7 小时以上。长期缺少睡眠会导致脑内神经元和受体病变，无法控制睡眠时的行为，行动能力障碍，加速老年痴呆。通过前面的很多案例，我们已经知道严重缺少睡眠的确会使人更容易得精神疾病。

长期睡眠不足导致各种慢性疾病（肥胖、心血管病、糖尿病等）

肥胖。很多人经常说"睡少了会长胖"或者"睡少了更想吃东西"。这并不是一种感觉，而是事实。

瘦素（leptin），或者叫饱腹激素，是一种由身体的脂肪组织所分泌的蛋白质激素，借由抑制食欲来调节能量平衡，并降低脂肪细胞的脂肪储存。它在体内的浓度使脑部知道现时身体上的脂肪数量，以此来控制食欲及新陈代谢的速率。

与正常睡眠相比，当睡眠时间限制为 4 小时的时候，瘦素降低了近 20%，睡眠严重不足时身体会发出错误信号，告诉自己需要补充更多的能量，吃更多的食物。即便每天白天的热量摄入和身体活动量并无变化，睡眠不足也会导致身体错误地认为身体恢复不够是能量不够。

在针对同一研究对象做的实验的另一项研究中还发现饱腹激素—瘦素的水平与饥饿激素—生长素释放肽的水平直接相关。当大脑处于睡眠不足状态时，这些信号显然无法正常运行。饱腹激素—瘦素不仅下降，还向大脑发出"身体需要更多能量"的信号，生长素释放肽水平升高，表明有更多的饥饿感。这导致食欲增加，**睡眠剥夺与肥胖之间存在明显的相关性。**

《肥胖》杂志的一篇评论文章分析了36项研究，他们发现睡眠不足会使体重增加的可能性升高，特别是对于儿童。除了瘦素下降，让你更想吃东西之外，更重要的是，白天造成的疲劳会让你更不想去锻炼。体重过高反过来又增加了许多健康问题的风险，包括上面列出的一些健康问题。

该研究还显示早餐后葡萄糖代谢也发生了变化。人吃完早餐后的90分钟内，尽管胰岛素水平相似，在4个小时睡眠限制状态下的血糖水平比12个小时睡眠下的血糖水平要高得多。**这是胰岛素抵抗的征兆，所以失眠可能导致肥胖和糖尿病。**

人正常休息时，瘦素的水平和压力激素皮质醇的水平是正相关的，当然在24小时周期中会有波动。但在睡眠限制期间，瘦素与皮质醇呈现负相关，睡得越少，压力越大，吃得越多。即使是短期的睡眠不足，也会引起体内**炎症增加**。睡眠障碍（如阻塞性睡眠呼吸暂停和发作性睡病）会导致快速眼动睡眠和非快速眼动睡眠被打断，由此导致白天过度嗜睡。

越来越多的研究将长期睡眠不足与严重的健康问题联系在一起，更多的实验也证实了以上观察。

糖尿病。根据糖尿病专业期刊总结，持续失眠的人患2型糖尿病的风险会大幅提高。失眠一年或更长时间，每晚睡眠少于 5 个小时的人患 2 型糖尿病的风险是没有睡眠障碍且每晚睡眠 6 个小时或更长时间的人的 3 倍。糖尿病的根本原因与体内正常激素调节紊乱有关，与超重和肥胖一样，睡眠不足可能会导致糖尿病。

高血压。 参与糖尿病研究的研究人员还评估了同一人群中高血压的风险，其中包括来自宾夕法尼亚州的 1700 多名随机选择的男性和女性。正如《睡眠》杂志所述，研究人员发现，每晚睡眠时间少于 6 个小时的失眠者血压升高的风险是每晚睡眠时间超过 6 个小时的正常睡眠者的三倍半。

心脏病。 许多研究已将睡眠剥夺与患心脏病的几种众所周知的危险因素联系在一起，包括较高的胆固醇水平、较高的甘油三酯水平和较高的血压。睡眠不足的人血液中的压力激素和炎症因子水平也较高，而炎症是导致心血管疾病的关键因素。一些研究表明，长期睡眠剥夺（每晚睡眠少于 4 个小时）可能会增加女性死于心脏病的风险。

睡眠呼吸暂停障碍也会增加人患心脏病的风险。受呼吸暂停困扰的睡眠中出现的低氧和高二氧化碳水平会增加压力激素的水平，这会使人的血压和心率升高，使心血管系统承受压力。睡眠呼吸暂停似乎会增加人的心脏病发作、心力衰竭和心律失常（如心房颤动）的风险。患有中度至重度睡眠呼吸暂停的人中风的风险是没有这种睡眠疾病的人的 3 倍。

威斯康星州睡眠队列研究发现，在 2018 年的随访中患有严重睡眠呼吸暂停的人死于心脏病的可能性是没有睡眠呼吸暂停的人的 3 倍。当研究人员排除那些使用呼吸机（常见的呼吸暂停治疗方法）的人时，患病风险会上升到五倍。睡眠呼吸暂停会引发心律不齐（心律不规则），这种情况还会增加人中风和心力衰竭的风险。

痴呆。 越来越多的研究表明，睡眠障碍可能会增加人患阿尔茨海默病的风险。一份汇总了 27 项观察性研究结果的报告发现，有睡眠问题的人发生认知障碍或阿尔茨海默病的可能性是没有睡眠问题的人的近 1.7 倍。专家认为，睡眠有助于清除大脑中的淀粉样蛋白，淀粉样蛋白被认为会导致阿尔茨海默病。《美国医学会神经病学杂志》2018 年的一项研究发现，随着时间的流逝，白天过度嗜睡的老年人大脑中淀粉样蛋白增加的可能性更高。

免疫力下降，导致病毒感染。 当你感到疲倦和脆弱时，你更容易生病。在内科医学档案中的一项研究提供了一些证据。研究人员跟踪了 153 名男女的睡眠习惯，持续了两个星期，然后将他们隔离了五天，并将其暴露于感冒病毒中。每晚平均睡眠时间少于 7 个小时的人患病的可能性是平均睡眠时间为 8 个小时以上的人的 3 倍。

长期睡眠问题对大脑和认知功能的影响

一项针对约 1000 名 21~30 岁成年人的研究发现，与正常的睡眠者相比，那些在访谈中说自己有失眠史的人在三年后进行第二次访谈时出现严重抑郁的可能性是睡眠正常者的四倍。两项针对年轻人的研究（一项涉及 300 对年轻双胞胎，另一项涉及约 1000 名青少年）发现，患者在被诊断有严重抑郁和焦虑之前几乎都有睡眠障碍。青少年的睡眠问题先于抑郁症的发生率达69%，先于焦虑症的发生率达 27%。

缺少睡眠的人，虽然大脑皮层的新陈代谢活动减少，但在皮层下区域，与情感等事物密切相关的边缘神经系统被激活了。大脑中控制情感的部位被过度激活，使缺觉的人变得更加敏感、脆弱、易怒。

研究表明，长期睡眠不足不仅会导致炎症或炎症记忆，而且那些炎症记忆在短暂休息后也不能回到正常状态，身体的免疫系统开始产生错误行为，这也是前面第一章提到的睡眠三大作用之一——新陈代谢对于控制免疫系统的重要作用。即使你隔夜睡个好觉，你的身体仍然认为体内有疾病，并积累越来越多的炎症记忆。

炎症和抑郁症并存，这也是睡眠不足与抑郁症高度关联的原因之一。在一项研究中，将被试在一周内的睡眠减少了 50%，实验对被试的心情、敏捷性和疲劳度进行了测量，发现全部被试的抑郁程度都有增加，即使停止睡眠剥夺实验后，抑郁情绪仍然持续。被试不仅感到身体疲劳，而且感到有压力和精神疲惫。

更重要的是，睡眠不足会加速整体脑部衰老、认知功能下降。在最近的一项为期两年的研究中，招募了 55 岁以上的成年人，以七小时睡眠为界线将其分成了两组，跟踪测量他们的整体认知功能和大脑容量，发现睡眠时长低于七小时的人们脑组织损失的平均速度更快，并且往往也会削弱认知功能。

2000年的一项研究发现[一]，一整夜没睡的正常人，大脑的额叶区域的新陈代谢量明显减少了，这意味着有关做计划、多重任务处理、任务执行的能力会下降。同时，丘脑——特别是皮层区域的大脑活动也减少了，也就意味着人的警觉性、反应能力下降。

所以缺觉对人而言是双重打击，正常情况下不应在夜间活跃的基底前脑和脑干网络结构区域被激活导致人难以控制情绪，但同时前额叶皮层的新陈代谢却减少了，导致人的警觉性下降。因此，缺少睡眠会导致与长期睡眠不足有关的疾病发生，比如前面提到的抑郁等心理疾病，以及与健康有关的生活质量下降。在某些情况下，严重的失眠症患者，甚至比其他严重慢性病（例如充血性心力衰竭或抑郁症）患者的健康状况下降更厉害。因此，失眠确实会对生活质量产生重大影响。

2006年发表的一个为期两年的研究表明[二]，不同性别、行业和职位的失眠的人与睡眠良好的人相比，平均缺勤率要高得多，缺勤率大约是正常人的两倍。显然，失眠患者存在工作方面的功

一　Neural basis of alertness and cognitive performance impairments during sleepiness. Thomas M，Sing H，Belenky G. Journal of Sleep Research，2000，2（3）：199-229.

二　Insomnia and Absenteeism at Work. Who Pays the Cost? Godet Cayre V，Pelletier Fleury N，Le Vaillant M，et al. Sleep，2006，29（2）：179-184.

能障碍，在实际客观衡量方面，绩效也明显更差。因此，失眠患者不仅旷工更多，而且绩效也差。此外，2008 年在《睡眠》上发表的一个实验表明⊖，相对于睡眠健康的人，原发性失眠症患者日常反应更慢，他们需要更长的时间对外部刺激做出反应。由于反应时间增加，失眠者对很多日常任务都会表现更差。失眠的人在做单个的简单任务时可能还看不出差异，但是多添加一些认知复杂的任务时，他们的表现就明显更弱了。越来越大的认知负担让失眠者很难保持与正常睡眠者同等的注意力。

第一章我们就提到睡眠的三大作用之一是巩固记忆和认知。一个关于睡眠对学习单词影响的研究发现，经过一夜睡眠后的测试者，控制组的记忆能力有明显进步。而睡眠不足的失眠组记忆能力明显更差，能记住的单词更少。

目前已有大量研究表明，失眠和各类精神疾病都高度相关。就最常见的精神障碍而言，长期失眠会导致抑郁和焦虑，失眠的人发展成抑郁症患者的概率比普通人高 9.8 倍，而发展成焦虑症患者的概率高 17.35 倍，非常可怕。另外，研究表明男性失眠患者比例高于女性；老年人的健康问题大多和失眠有关，比如患有失眠症的老人很容易跌倒。

⊖ Psychomotor Performance Defcits and Their Relation to Prior Nights' Sleep Among Individuals with Primary Insomnia. Edinger J D, Means M K, Carney C E, et al. Sleep，2008，31（5）：599-607.

3.5 早上起床困难，为什么？

身体不适、精神不好、有其他疾病的时候，身体的免疫系统会自动延长睡眠时间以帮助人体恢复。如果你周末爱睡懒觉补觉，那么周一可能也会有起床困难的问题，会出现短期节律失调。但如果你尽量保持每天作息一致，固定作息时间一两个星期，身体又会自动调节，准时醒来。我们先假设自己身体健康，睡够了8小时，有效睡眠时长也超过6小时，但早上起床很困难，怎么办？如果确定自己在没有精神问题或其他疾病，或者服用药物等情况下，起床很困难，可能有以下两种原因。

起床气

我们早上不想起床，可能是因为用闹钟叫醒自己，早上醒来时睡眠惯性太强。一般来说，此时我们在 N3 阶段或快速眼动睡眠状态被噪音、亮光、闹钟或他人突然唤醒，大脑都有睡眠惯性，也就是大家常说的起床气，此时会出现短暂的犯迷糊、意识不清醒的状态[一]。这是大脑还没有适应清醒的表现，是从深睡转换到清醒时的一种常见的特殊状态，睡眠惯性可以持续 1 分钟到 4 小时不等。当然，即便你从浅睡眠突然醒来也会有起床气，只是情况没那么严重。

⊖ Effects of Sleep Inertia on Cognition. Adam T. Wertz, Joseph M. Ronda, Charles A. Czeisler, et al. JAMA, 2006, 295（2）:163-164.

在没有严重的睡眠不足的情况下，睡眠惯性的持续时间很少超过 30 分钟。尽管睡眠惯性主要出现在打盹太久被突然叫醒时，但也会在正常的 8 小时夜间睡眠后出现[⊖]。这个时候，你可以选择的解决方法是醒来就喝一小杯咖啡或早茶，让你快速进入清醒状态；或者使用睡眠监测软件让自己在浅睡眠时醒来；或者提前上床睡觉，保证你在起床时睡够了。不要随意推迟睡觉时间，如果你偶尔需要早起或者改变作息时间，别用闹钟，多留一些睡觉的时间。尽量让自己在 N1 或 N2 阶段的浅睡眠状态中自然醒来，就可以解决这个问题。

嗜睡症

如果你每天的睡眠超过 9 小时，醒来身体也没有恢复的感觉。而这种非恢复性的长时间睡眠持续至少 3 个月，很大概率就是嗜睡症。

3.6 白天总爱犯困？

（1）最常见的原因是睡眠不足

如前所述，缺觉的人是很难感觉到自己睡眠不足的。如果你

⊖ Sleep inertia. Tassi P，Muzet A. Sleep medicine reviews，2004，4（4）：341-353.

的睡眠时间不足 8 小时，白天多少都有困意，尤其是在午后。但很多人睡满了 8 小时还是觉得自己困，这是为什么呢？在床上躺了 8 小时并不意味着有效睡眠时间有 8 小时，大部分人躺下去后都还需要 10~15 分钟才能睡着，早上没完全醒来的迷糊期也有 15 分钟，半夜还会有短暂惊醒之类的，也就是说躺 8 小时，但实际有效睡眠时间平均可能只有 7 小时左右，一般人的有效睡眠时长实际只有躺下后的 70%~90%。如果你真想保证充足的睡眠，最佳策略就是睡到自然醒。绝大部分人的有效睡眠达到 7 小时以上基本可以支撑一天，所以提高睡眠质量就显得非常重要了。睡够 8 小时还犯困，很可能是因为你的睡眠质量不佳，实际有效睡眠时间未达到你所需的睡眠时长。那么，调整睡眠习惯和睡眠环境就至关重要了，具体如何调整，请参看第四章。

（2）有其他睡眠相关疾病

如果你早上能轻松起床，可白天却无法保持清醒，这种情况在国际睡眠障碍分类中被称为白天睡眠过多（excessive daytime sleepiness，EDS）。在保证有效睡眠为 7 小时以上时，如果你白天特别容易困，甚至会在不适当的时间睡着，这种情况持续至少 3 个月的，就是嗜睡症。虽然都表现为白天无法保持长时间的持续清醒，但具体状况和原因又分好几种，我们分别介绍，你也可以根据自己的情况来判断和解决问题（见表 3-3）。

表 3-3　睡眠相关疾病

白天过度嗜睡伴随的其他症状	可能的原因
不知不觉地在任何地方陷入沉睡	发作性睡病
晚上大声呼噜、打鼾，伴随喘息，日间疲惫	睡眠呼吸暂停综合征
腿有不寻常的感觉，有强烈的活动双腿的欲望，尤其在晚上	不安腿综合征
情绪低落，对事物缺乏兴趣，易怒	抑郁症
从极端兴奋（躁狂）到极端低落的情绪波动	躁郁症

（3）睡眠环境不佳，睡眠质量低下

如果在没有疾病的情况下，你长期有 8 小时有效睡眠，却在白天犯困，甚至需要睡 9 小时以上，大概率是夜晚睡眠质量和效率低下。如前所述，正常健康成年人睡 8 个小时，能达到 85% 左右的睡眠效率，也就是说有 7 小时左右都是有效睡眠，同时慢波深度睡眠和快速眼动睡眠都能达到 90 分钟左右，这样睡眠的代谢功能才能有效完成。如果睡眠环境不佳，导致人无法进入睡眠、容易惊醒，或者即便入睡也缺少深度睡眠或快速眼动睡眠，都会导致睡眠质量和效率低下。

（4）其他罕见的情况可能来自基因差异，或者有一些其他疾病并发

有很少一部分人群的睡眠时间更长，这是基因差异。而随着年龄增长，如果老年人睡眠时间超过 9 小时，往往有患老年痴呆症和阿尔茨海默病的风险。即便是中老年人，过长的睡眠时间也可能是早期退行性神经病变的信号。所以，对于过度睡眠还是应

该重视。当然有极少数的人因为特殊的环境影响导致基因突变，有可能正常睡眠时长少于 6 小时或多于 9 小时。不过根据睡眠原理推测，他们的身体和大脑也都会发生对应的变化，睡眠少的人健康状况很可能比正常人差。

3.7　爱熬夜，睡得晚，有没有问题？怎么调整？

准时准点睡觉真的那么重要吗？

有的人认为自己只要保证每天睡够 8 个小时，熬夜就没有问题了。既然整个身体作息规律都往后推迟了，适应了新的节律，就没有问题。但实际上，正如前面多次提到的，人的节律除了细胞的内源性节律可以自行调整之外，很多功能是需要外界信号提示来进行运转的。比如对于每天温度的适应，再比如对于蓝光和紫外线的需求，这些都需要和外部世界的昼夜节律进行匹配。而长期熬夜导致的晚睡晚起，对于人体内各器官和细胞的协调都会造成一定程度的混乱，从而导致功能和效率下降。如果你的节律和自然界的昼夜节律比较一致，那么你的睡眠质量会更好，同样睡 7 或 8 个小时，你在白天的精神会更好。

我们应该尽量根据自然的昼夜节律生活，你可以将全年平均日出时间作为起床时间，再倒推 7 个半小时作为睡觉时间，大概就是 10 点入睡 6 点起床。内源性光敏性视网膜神经节细胞（简称 ipRGC，顾名思义对光特别敏感），很容易受光线的影响。如果你不遵循自然昼夜节律，体内各种生理功能混乱，光敏性视网膜神经节细胞会导致褪黑素分泌混乱，让人的睡眠质量下降，第二天情绪不佳、易怒，恶性循环导致失眠等各种睡眠障碍。

为什么现代年轻人普遍爱熬夜？

别担心，你并不孤独，熬夜虽然对健康不好，但这已经成为现代都市人群的一种常态。自从人类普遍使用电灯以后，就走上了"爱熬夜"这条不归路。这是由于夜间光照对人体光敏感细胞和上交叉视神经的影响，导致节律混乱或者节律推迟。医学上把长期晚睡晚起的这种熬夜行为叫作睡眠相位延迟。现代都市人群，白天在户外接收太阳光照的时间很少，也很少有人每天保证有 30 分钟以上的中高强度有氧运动量，这两者都导致夜晚褪黑素分泌不足，从而夜间睡意不足。简单说，熬夜基本是由于夜间过度兴奋或睡意不足两个直接原因导致。

虽然一天有 24 小时，但人类的内源性节律是 24.5 小时左右。也就是说，如果疲惫程度不足，正常来讲人就是有晚睡的原动力。如果把人置于没有阳光或人造光提示的环境下，且没有时间参考，人睡 8 小时左右后，白天大概率会醒 16.5 小时，每晚入睡比之前晚一点，然后每天按照 24.5 小时循环。也就是说，每天晚上如果我们不强制自己准点睡觉，每一天都会自动比前一天推迟半小时睡觉。

自从电视机普及以来，发光屏幕越来越多，这些会导致人在夜间过度兴奋，而接收过多蓝光刺激会激活大脑的光敏感受体让大脑更加兴奋，自然也就让人的困意减少，更容易熬夜。电脑和手机普及后，这个问题就更严重了。以前的钨丝灯泡大多都是色温在 3000 开尔文以下的暖光，对人的睡眠影响相对较小；现在的 LED 光源虽然更白更亮，但对于人的睡眠影响更大。

那么，如何改掉熬夜习惯呢？

晚上尽量不要看电视、玩游戏等，这类活动既不能给你带来知识，也不会让你健康，纯粹就是打发时间浪费生命。如果遇到必须加班熬夜等情况，在睡觉前 1 小时或 9 点就开始远离各种屏幕。建立一套睡眠程序，比如洗澡、看书、听轻音乐、每次按顺序执行使你自动入眠。

3.8 夜里睡不长，醒得早该怎么办？

醒得早一般是指人的睡眠时间过短，比预计醒来的时间要早，而且即便想继续睡也睡不着了，大概率是失眠的表现。若是失眠不严重，一般是由三个因素造成：环境、心理和衰老。醒得早但是倒头又能继续睡，不算真的早醒，只是睡眠被打断了。如果偶尔睡太晚，到了早上按照日常习惯早醒，也不算是大问题，只需补觉几次就可以恢复原来的睡眠时长。

首先说环境因素，比如室内窗帘遮光性不足，透光率太高。现代都市人习惯晚起，起床时太阳已经高高升起，室内光线过亮，人体的光敏感细胞会自动唤醒，睡不着就很正常了；或者房间隔音不好，早上大街上或楼道里有噪音；又或者被热醒了。总的来说，环境因素导致的早起，都不算大问题，只需要改变这个诱因就可以继续拥有良好的睡眠状态。

其次，心理问题的诱因就比较复杂，这和失眠有一定的关系。早醒可能是因为第二天有重要的、令人兴奋的事情发生，或者人处在焦虑状态，都会导致大脑自动减少睡眠，为第二天的事情提前醒来做准备。

最后，正常的衰老都伴随着睡眠质量下降、时长缩短和睡眠结构变化。在大量科学实验中，即便是非常健康的老年人，其入睡能力都会下降，维持睡眠的能力也会出现明显下降，同时对于身体深度恢复很重要的慢波睡眠和快速眼动睡眠的比例也随之下降。这些导致睡眠质量下降的原因都和人体机能的衰老相关，包括与年龄有关的昼夜节律调节、稳态平衡、心肺功能和内分泌功能等多种能力。

3.9 容易惊醒，睡不深怎么办？

这是睡眠效率低下的主要表现，导致人在夜间睡眠时惊醒的主要原因有四点：

心理状况不佳，抑郁、焦虑或担忧，这可能是大部分人睡眠效率低下的主要原因。儿童在成长过程中由于环境造成的不安全感，导致其特别害怕睡觉，成年后这种潜意识的担忧还是会持续。对于在健康环境下长大的成年人，白天有太多烦心、纠结或者不满意的事情，也会导致其夜间容易惊醒。人们对于同一事物的敏感程度差异很大，心理问题是 80% 失眠患者睡不好的主要诱因。

睡觉环境不适合，过冷、过热、光亮、噪音过大都会导致睡眠效率低下。

身体机能下降导致稳态平衡出现问题，大脑无法保持睡眠状态。比如常见的褪黑素分泌不足，或者长期缺少户外运动。而阳光和运动都有利于褪黑素分泌。

长期独居，缺少社交活动。很多科学实验表明，孤独会导致多种疾病的发病率和死亡率上升，虽然具体原因尚不清楚。现已发现孤独会明显影响很多健康行为，睡眠也不例外。长期孤独的人睡眠效率更低，睡眠过程中清醒的时间更多。简单说就是孤独的人睡眠效果更差[⊖]。

⊖ Do Lonely Days Invade the Nights? Potential Social Modulation of Sleep Efficiency. Cacioppo J T, Hawkley L C, Berntson G G, et al. Psychological science，2002，13（4）：384-387.

3.10 昏迷的状态算不算睡眠？

如果一个人因为应激事件而晕厥或者受伤晕倒，这是身体进入自我保护状态的一种方式，有利于大脑或机体的恢复，也算是一种短暂的睡眠状态。但要注意将自然昏迷与麻醉后的昏迷区分开，麻醉不是睡眠，也不是一种休息或修复。睡眠和麻醉是完全不同的两种状态。

欧美著名的流行乐天王迈克尔·杰克逊（Michael Jackson）因为使用过量麻醉剂异丙酚来帮助自己入睡，结果再也没能醒来。他用的异丙酚是一种常用的静脉麻醉剂，需要在麻醉师的严格监督下使用，少量使用可以让身体麻痹后进入睡眠状态，而过量使用则会导致器官过度麻痹，最终心脏停止跳动。很明显，麻醉不同于睡眠。

麻醉和睡眠的本质不同有以下三点。

（1）可逆转性不同

外部刺激可以使睡眠逆转——如果你摇晃沉睡的人，他们就会醒来。而麻醉剂则是不同的剂量决定了你多久后能醒来，在这期间不论怎么刺激，你都很难醒来。因为麻醉本身的作用是不可逆的，虽然它不是永久性的，但在麻醉期间手术刀割开皮肤和骨头你都不会有感知。而睡眠是自发的，它是内源性的，而且它也很容易被打断或逆转。 如果我在你睡觉的时候扎你一下，你马上就会醒来。睡眠是体内平衡的必需，而麻醉不是必需的。

（2）生理表现不同

睡眠时，正常人可以保持稳定的血压和呼吸状态，而麻醉时则不一定能保持。我们前面提到过睡眠周期中有不同的阶段，显示出不同的脑电波行为特征，但在麻醉剂生效期间，无法观察到睡眠的周期性波动。

（3）身体状态和发作机制不同

虽然从表面来看，睡眠和麻醉时人都静止不动，都在呼吸，感觉完全一样。但从整体来说，这两种状态的诱发机制和内部状态完全不同。如前面章节所述，睡眠是一个主动的大脑高度活跃的过程，由大脑多个部位精准控制每个身体部位的周期性协同，身体不动主要是由脊髓上神经控制。而在麻醉状态下，大脑不同区域之间的信号传递会停止，身体的不活动主要是由脊柱机制控制。

简单总结一下，睡眠和麻醉看起来有很多相似的表面特征，但其实它们是完全不同的状态。虽然睡眠和麻醉也有一些重叠的发作机制，并且睡眠和麻醉可以相互影响（比如麻醉药可以诱发睡眠），但是麻醉不能替代睡眠，因为麻醉时人的大部分器官停止运作，而睡眠时人的大部分器官都在运作。

4

如何创造良好的睡眠习惯

睡眠卫生（sleep hygiene）是一个专业术语，指的是使人拥有良好睡眠的条件或习惯。我们白天的行为，尤其是睡前的行为，会对自己的睡眠产生重大影响。记录自己每天的日常行为，比如在睡眠软件上记录两周的睡眠日志可以帮助我们了解日常活动如何影响自己的睡眠。任何有益于身心的生活方式，都是对提高睡眠质量有益的。

到底什么是有益于身心的生活方式，每个人应该都有自己的解释，但科学说法是什么呢？在远古时，我们的祖先都是在天黑后进入洞穴睡觉。为防止睡眠时身体因体内供能减少而降温，人类通常会创造一个保暖的环境，例如猿人会藏到洞穴中睡觉，给身体盖上树叶，在寒冷的时候会本能地缩成一团。现代人的身体是为了适应进化过程中以狩猎为主的生活方式，相比几百万年的原始社会，短短的工业文明时期不足以改变人类的基因。

睡眠质量本质上是白天行为习惯和环境影响的最终结果。我们睡着后会失去意识，无法进行自我控制。影响睡眠的因素有很多，我们选了影响大的几个要素来介绍（见图4-1）。

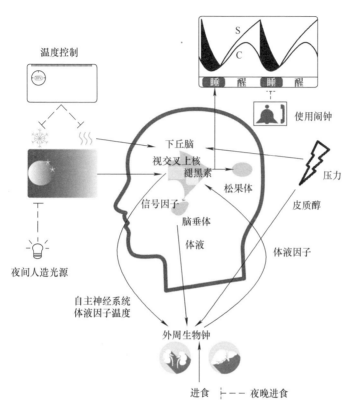

图 4-1　影响睡眠的因素和机制

4.1　心理健康，控制压力源

现代人的睡眠问题主要来源于心理问题，比如由于压力而导致的焦虑和抑郁。工作压力、还贷款压力、住房改善压力、教育压力、医疗压力等各种社会压力都无形压在了每个人的肩膀上，再通过朋友圈、小红书、抖音等各种社交媒体无限放大，移动互联网时代下的每个人可以说都是焦虑的。心理健康在移动互联网时代变得更加重要。

为了心理健康，限制自己的社交媒体软件使用时间变得越来越必要。移动互联网时代的高频率神经刺激让大部分人都无法静心享受单纯的快乐，心理开始产生扭曲，即便入睡也无法平静。花长时间去专心做一件事，进入沉浸的心流，比廉价的刺激更重要。尤其是还在发育中的青少年，如果心理无法健康成长，不仅会影响睡眠，还会干扰神经突触的正常发育。

而工作压力是成年人的第一健康杀手，不少创业公司的好友问我："失眠严重，睡眠越来越少，怎么办？"我会告诉他们如果不能自我调节，那就找一段时间去旅行，彻底关掉手机，忘记工作中的烦恼和压力，路途上的奔波和兴奋很快就能让你睡个好觉。旅行时没有焦虑，大脑也会切换到另外的模式，这样当你再次回归工作时可以更好地发挥和表现。如果你觉得工作压力特别大，可以考虑辞职，毕竟生命只有一次。

我的同学、同事中有提前结束生命的人，全都是因为心理和生理健康问题，没有一个人是因为意外事故去世。所以大家真的要好好想想，人生的意义是什么，追求财富自由和人生价值之前先想想怎么拥有睡眠自由吧。

4.2 昼夜节律

睡眠作为昼夜节律的最重要的组成部分，完全受节律驱动，同时自然也会受到任何打乱昼夜节律的因素的干扰。

全球趋势研究表明，睡眠—觉醒周期和昼夜节律的同步受到越来越多的干扰。而且这种昼夜节律失调和睡眠障碍已经开始产生明显的遗传倾向，也就是说你的小孩可能会受影响。昼夜节律系统和睡眠周期中断的后果（包括大量的身体代谢后果）是深远且严重的。睡眠受昼夜节律影响和控制，与人体内的平衡机制互动，若有人自认为可以随意改变并操控昼夜节律往往只会适得其反。

（1）固定入睡和起床时间

提前规划第二天的起床时间，提前 0.5 小时上床睡觉，尽量不要使用闹钟，长期保持一致的起床时间。

保证睡眠时长的关键就是固定入睡时间和起床时间，而且最好根据自己的年龄调整入睡时间来保证高质量睡眠时长。大部分人都知道他们需要 7~8 个小时的睡眠时间，但每天总有各种事情导致自己推迟入睡。如果人们每天有足够的睡眠时长，白天将不会感到疲劳，而且会很容易变得非常健康，也不容易长胖。

夜班工作和熬夜是导致昼夜节律失调的重要原因。由于这些人的昼夜节律紊乱、睡眠中断，他们非常易患各种疾病，例如胃肠道问题[○]、乳腺癌[○]、代谢综合征[○]、肥胖和严重睡眠障碍^四等。

如果你晚上很难入睡，有失眠问题，你应尽量避免在白天打盹儿，这样你就可以把疲劳堆积到晚上，一觉睡到天亮。如果你由于工作需要，比如出差、倒夜班而经常在晚上无法获得充足的睡眠，那么你应把打盹儿列入日程，哪怕小睡 20~30 分钟也可以帮到你。

很多人在晚上还会接到工作电话，这时候一定要立个规矩，告诉所有同事，你的睡眠不好，晚上接听电话会干扰睡眠，导致你第二天无法进入工作状态，请他们白天再联系。不管发生什么事，它都可以等到明天早上。而且经过了一天的劳累，大脑在夜晚根本不够清醒，晚上工作的效率很低。而经过七八个小时的良好睡眠后，你的感觉会好很多，思维更加敏捷，能够很好地思考问题并解决问题。睡醒了再思考，是更加有效的方式，熬夜非常低效且不值得。

你应该把午睡或打盹儿列入日程计划。一天中随着疲劳堆

○ Gastrointestinal disorders among shift workers. Knutsson A, Bøggild H. Scand J Work Environ Health, 2010, 36（2）: 85-95.

○ A meta-analysis on dose-response relationship between night shift work and the risk of breast cancer. Wang F, Yeung K L, Chan W C, et al. Ann Oncol, 2013, 24（11）: 2724-2732.

○ Meta-analysis on night shift work and risk of metabolic syndrome. Wang F, Zhang L, Zhang Y, et al. Obes Rev, 2014, 15（9）: 709-720.

四 Appetite-regulating hormones from the upper gut: disrupted control of xenin and ghrelin in night workers. Schiavo-Cardozo D, Lima M M, Pareja J C, et al. Clin Endocrinol（Oxf）, 2013, 79（6）: 807-811.

积，你的睡眠需求一直在增加，如果你一直保持清醒，那么这些与睡眠相关的激素和化学物质也在堆积，疲劳就意味着大脑的化学平衡发生了改变。必须通过睡眠清除这些化学物质才能使大脑拥有最佳运行状态，才能让你感到清醒且活力充沛。因此，哪怕小睡 20~30 分钟，也能快速恢复状态，从而更有效率地工作或学习。

现代人爱打盹儿并不奇怪，不论是白领还是学生，平均每周要打盹儿 2~4 次。当老人们的睡眠质量下降时，他们在晚上很难有足够的睡眠，所以他们也容易在白天睡着。

（2）作息时间尽量和太阳的节奏同步

如前所述，人体对于光线很敏感，人体自身的生物节律需要尽量和自然节律同步，而影响同步的主要方式是阳光通过感光细胞的节律同步。内在光敏性网膜神经节细胞（简称 ipRGC）是一种哺乳动物眼睛中的视网膜神经元，它受昼夜自然光以及人造光的影响。ipRGC 除了在视觉图像形成方面有重要作用，还能调节人体内部的昼夜节律、褪黑激素分泌、睡眠、情绪和其他功能。如果不遵循自然的光线节律则会扰乱体内节律，褪黑素分泌紊乱也会降低睡眠质量，即便前一夜睡够了，但第二天情绪也可能不好。因此，人在夜晚要少看屏幕，减少蓝光对睡眠的影响，而在白天，蓝光会让人保持清醒。如果不能昼夜同步，很容易导致昼夜节律紊乱的睡眠障碍。

（3）白天多接受自然光照晒太阳，夜间减少蓝光暴露

现代社会中的人们通常有大约 88% 的时间待在封闭的建筑物中，无法接触到自然光。在加拿大、英国和美国，人们在户外接触自然光的时间每天通常只有 1~3 个小时，而且大多还是在通勤过程中。与农耕社会的人们白天都暴露在自然阳光下相比，现代社会中的个人接触自然光线的时间可能减少了四分之三。因此，现代社会中的许多人——尤其是城市人——无法接收自然光对行为和生理的各种有益影响，睡眠首当其冲。

自然光和人造灯光有很大不同，光线的波段差异很大。比如维生素 D 就是在太阳光的 UV-B 照射下合成的，人们长期在室内活动是导致其缺少维生素 D 的主要原因。维生素 D 的多少与睡眠持续时间和睡眠效率呈正相关，它直接影响身体对外部时钟的感知。所以，白天接触更多自然光对睡眠非常有益（哪怕是阴天或雨天），自然光和人造灯光完全不一样。

自电灯普及以来，人们不再是日出而作日落而息，睡眠时间段越来越延后，已经成为社会问题。不过，睡眠适度后移不是大问题，有实验对没有电的原始狩猎采集部落做过对比研究发现，他们和该地区使用夜晚人工照明的部落的睡眠时长一样，睡眠质量基本也一样[⊖]。

但是，越来越多的电子屏幕增加了人们的夜间光照量，虽

⊖ Natural sleep and its seasonal variations in three pre-industrial societies. Yetish G, Kaplan H, Gurven M, et al. Current Biology, 2015, 25（21）：2862-2868.

然大部分发光设备光源点较小，对人体健康影响不大。大部分电子产品设计者为了让屏幕颜色更艳丽真实，会选用单色蓝光（460~480 纳米），我们的内在光敏感视网膜神经节细胞对这种蓝光特别敏感，而且这种蓝光即便是处于很低亮度（高于 $2\mu W/cm^2$）都会抑制夜间褪黑激素的产生[一]，导致人的睡眠质量下降。因此，即使夜间暴露在手机或背光电子书设备发出的低水平光线下也会影响人在睡眠和昏暗状态下的褪黑素产生，减少褪黑素的合成，并损害第二天早上的警觉性，导致昼夜节律和睡眠的中断。上夜班和夜间光线暴露已经被世界卫生组织下属的国际癌症研究机构列为二级致癌因素。

早年热销的"脑白金"的主要成分就是褪黑素，人体内的褪黑素合成在夜间会增加人的睡意。褪黑素在人体代谢调节中会发挥重要作用，可通过抑制胰岛素分泌来帮助预防夜间出现低血糖症，还可以调节免疫系统。但对于褪黑素补剂，我不建议大家当作保健品服用，因为可能导致自己身体的分泌能力下降，影响其他功能。

自然光照治疗和服用褪黑素，虽然被认为是治疗昼夜节律相关睡眠问题的首选方法，但需要在专业人士的辅助下正确计算昼夜节律阶段以安排治疗时间。错误时间段的强光和褪黑素使用可能会使睡眠问题恶化。

[一] Ocular input for human melatonin regulation: relevance to breast cancer. Glickman G，Levin R，Brainard G C. Neuro Endocrinol Lett，2002，23（suppl 2）：17-22.

（4）固定每天吃饭时间

一日三餐用餐时间固定且规律。不吃早餐和饮食不规律与睡眠质量差密切相关。

进食是人活动所必需的能量供给，不论是我们的大脑运转还是身体活动都需要食物提供能量。而我们的胃肠系统的活动也有自己的节律，只有规律饮食才能保证及时提供人体所需的能量。营养会深刻影响体内激素分泌，直接或间接导致失眠。

晚上进食不规律，过饱和过饿都不利于睡眠。前面几章我们讲过在睡眠的后期大脑高度活跃，同时身体也在进行其他代谢活动，这时需要有足够的能量维持睡眠这个特殊的生理过程。同时，难以消化的长纤维食物主要是在夜间消化，如果晚餐时间过晚，会导致夜间消化时间不足，影响睡眠。胆汁酸对于胆固醇代谢和营养物质（包括脂溶性维生素）的吸收至关重要，如果人体分泌胆汁酸的节律出错，则会影响人体的各种活动，包括夜间睡眠。

以脂肪为例，用餐不规律或脂肪摄入过多，会导致人餐后的脂肪吸收能力下降，晚上脂质吸收负担变大，睡眠质量下降[一]。营养成分与睡眠之间的关系是复杂的，每个人的生活习惯不同也会导致消化和代谢功能不同，但是不论你的作息习惯和生活方式如何，都应尽量养成规律并持续遵守。

如果你想了解更多饮食和睡眠的关系，在第五章中我们会详

　　㊀ Diurnal variation in lipoprotein lipase activity. Arasaradnam M P, Morgan L, Wright J, et al. Ann Clin Biochem, 2002, 39（Pt 2）: 136-139.

细分析。

（5）运动量

白天尽量多在户外运动。定期运动、白天晒太阳都有助于提升睡眠质量和加强昼夜节律。虽然晚上运动比不运动强，但是运动尽量和昼夜节律匹配，毕竟我们的细胞也是有生物钟的。运动除了有强身健体、增强免疫力等好处，科学研究还发现每周进行三次 30 分钟以上的有氧运动还可以促进脑源性神经营养因子（简称 BDNF）产生，帮助脑神经修复。

虽然运动很重要，我们应抓紧一切时间运动，但是很多人白天忙于伏案工作只能在晚上运动。如果在睡前运动，会导致人的血压和体温升高，实际上人会更清醒，反而难以入睡。所以要根据自己的状态来制订运动计划，深夜运动不如第二天早起运动。当你很困时，你的体温和血压都会开始下降，帮助你入睡。因此最好不要在夜间运动，心跳加速和体温上升可能会使你因过于兴奋而睡不着。尽量不要在睡前运动，除非你在运动后疲劳感很强烈，很容易入睡。

4.3　有利于睡眠的良好行为习惯

我们可以从早上醒来、日间行为和睡前习惯三个阶段来总结有利于睡眠的良好行为。根据一天的日程，我们从睡醒开始说起。

（1）早上醒来

科学界对于中枢神经清醒的定义是：最佳的感觉、运动和情感状态。人类生存和与环境互动都需要中枢神经清醒在线，所以早晨迅速清醒并进入最佳状态至关重要。

• 不要用闹钟

自然醒很重要！头一天就规划好起床时间，预留 8.5 小时的床上时间，提前躺上床。刚开始多给自己一些在床上的时间，去适应自己的节律。闹钟会中断我们的睡眠，让人进入胸闷、惊恐的焦虑状态，心跳加速，会让我们以糟糕的心情开始一天；又或者我们没睡够，身体还没进入苏醒状态，血压和血糖不够，需要一段时间才能彻底清醒过来。

• 防止起床气

为了防止醒来昏昏沉沉的，我们应尽量在浅睡眠阶段醒来。有两个方法可以采用：①提前早睡，睡到自然醒，醒来有充足的时间做好一天的安排；②利用睡眠软件监测，让软件在浅睡眠阶段唤醒自己，保证在既定的起床时间自然地醒来。这两个方法都可以让人在醒来时，快速进入清醒状态。前面提到过苏醒阶段一般会持续 10~30 分钟，最长可达 2 小时。

• 光照

人醒来后，应该让皮肤和眼睛立刻接受光照。拉开所有窗帘，如果亮度不够的话，把灯打开。当然更好的方法是在窗边运动或者在楼下跑步，在有阳光的地方让皮肤接触太阳，这可以帮助我们体内的光敏感细胞迅速激活全身机能。

- 运动

通过运动激活全身机能，告诉身体要准备好战斗了。如果有时间，可以到楼下走一圈、慢跑一圈、爬楼梯、做瑜伽或者做5~10分钟的垫上运动（如核心训练）等，这样让身体的机能被充分激活，提高体内机能的兴奋水平，为一整天的工作做好充分的准备。

- 早餐

经过 12 小时的空腹后，人需要立即补充能量，早餐对于人一天的精神和体能都至关重要。

- 兴奋饮品

如果早上不想运动，你也可以醒来后喝咖啡或茶等兴奋饮料，快速阻断睡眠惯性，激活大脑。但注意不要喝太多，只需要一点点就够了。尤其喝咖啡要少量，最好一天之内的咖啡摄入量控制在 70 毫克以内，也就是一杯意式浓缩咖啡的量，超量会使人形成咖啡因依赖性，并导致睡眠质量下降，对大脑的神经也有长期的影响。

（2）日间行为

每天 20 分钟以上的晒太阳时间不仅可以补钙，有利于晚上褪黑素分泌，还可以预防抑郁等心理和精神问题。

白天进行大于30分钟中等强度以上的有氧／无氧运动，可以分泌脑源性神经营养因子和促进神经新生，帮助夜间入睡。但尽量不要在睡前2小时锻炼，接近就寝时间运动可能使你更兴奋而难以入睡。如果空气质量良好，建议把有氧运动放在户外进行。

如果体重过重，睡眠自然会变差，运动减肥也有利于睡眠，减少心血管负担，同时可防止或减轻阻塞性睡眠呼吸暂停综合征。

少吃动物脂肪，减少身体代谢负担。晚饭多吃蔬菜和粗粮，粗纤维可以延缓食物消化时间，利于睡眠。

下午三点以后避免喝含咖啡因的饮料、抽烟和喝酒。咖啡因、尼古丁、酒精都会以不同的方式干扰神经系统，若三样叠加使用，会严重干扰睡眠。咖啡因和尼古丁会阻断本该产生的疲劳感，让我们兴奋、无法入睡，同时吸烟还会导致呼吸困难综合征。酒精虽然会减少睡眠潜伏期，让人加速入睡，但睡前摄入酒精也会减少慢波的深睡眠，同时造成睡眠碎片化，让人在睡眠中途醒来，干扰睡眠功能，使人第二天更加疲惫。

如果你前一天失眠或睡眠质量不佳，请避免下午打盹儿或睡觉，除非你极度困乏。每次打盹儿或午睡不要超过30分钟，防止进入深度睡眠，一般人打盹儿5~20分钟就可以恢复精神。这可以帮助你晚上睡得更长更深一些。

避免使用某些会干扰睡眠的非处方药和处方药（比如一些感

冒药和过敏药）。如果你的睡眠不好，记得每次开药时确认这些药物不会干扰你的睡眠。

（3）睡前习惯

每日定时进餐，避免深夜用餐，这有助于维持规律的睡眠唤醒周期。尤其睡前两小时不要吃大餐。如果晚上饿了，尽早吃点清淡、健康的食物，千万不要深夜撸串。

固定入睡和起床时间，每天在同一时间起床，即使在周末或假期也是如此。如果你偶尔熬夜晚睡，尽量在第二天用午觉的方式弥补，晚上不要太早入睡。如果可以的话，请减少加夜班、熬夜和不规律的影响睡眠时间的日程安排。

卧室不要放电视或其他有屏幕的电子设备，睡前一小时禁止使用有屏幕的电子设备，因为电子设备发出的蓝光会让人兴奋，还会通过刺激光敏感受体干扰你的昼夜节律和睡眠 - 觉醒周期。如果你一定要用手机或电脑，请在夜晚开启手机或电脑的夜晚模式。

如果你晚上必须用电脑（尤其是必须加班工作的人），请安装一个色温调节软件，保证睡前 2 小时的电脑屏幕色温都在 3000 开尔文以下，泛黄的屏幕没有蓝光，能防止你过度兴奋。记住，夜晚所有发光物体色温都要在 3000 开尔文以下，才有利于睡觉。

尽量提前上床，设置足够早的入睡时间，以使你至少获得 7

个小时的睡眠时间。

入睡前看书可以帮助你快速入睡。我的诀窍是把 Kindle 背光开到 30% 左右，躺在床上看，基本 5 分钟内就会睡着。

睡前 30 分钟内少喝液体。这可以帮助你拥有更长的睡眠时间而不必起夜上厕所。

如果躺下 20 分钟后仍未入睡，就拿本书来看。或者干脆起来去其他房间，千万不要在床上躺着努力入睡，这只会增加你的压力。

做就寝程序关联，比如安排洗澡、换睡衣、看书这样的程序关联，每次按顺序执行。或者找任何一个你喜欢的、熟悉的事项关联，激活自己的睡眠模式。虽然科学研究发现睡前提高身体温度其实会加速心跳不利于睡觉，比如泡澡、冲热水澡、泡脚，甚至是舒缓的运动，但是如果这是你睡前必做的事项，也可以作为入睡关联，帮助你入睡。所以，建立一套适合自己的睡眠暗示程序，非常重要。

学习管理压力的新方法，睡前心理解压术。例如，听舒缓的音乐、按摩、针灸、冥想或做瑜伽都可以帮助你放松。正念是这些年被硅谷推崇的舒缓焦虑的方法，也是被科学界认证行之有效的方法。在我入睡最难的那段时间，每天入睡前跟着音频做正念训练，几周内我的失眠被奇迹般地治愈了。

良好行为习惯总结如下：多运动，多晒太阳，适量吃肉，多吃蔬菜，控制体重，不抽烟不喝酒，少喝咖啡，晚上不看电子屏幕，提前上床看书，定时睡觉，建立入睡程序，尽量自然醒，醒来就喝茶或运动提神。

4.4 打造最佳睡眠环境——卧室和床具

影响睡眠的因素在环境层面主要有：光线、噪音、温度、湿度、空气质量。噪音、亮光、过热或过冷的睡眠环境都会破坏睡眠卫生，增加入睡困难和降低睡眠质量。但这些都是很容易控制的。

良好睡眠环境的简单总结如下：夫妻最好分床睡，避免干扰；尽量使卧室安静，轻微白噪音可以助眠；保持卧室黑暗，夜间灯光用暖光，减少蓝光刺激，避免兴奋；温度 21 摄氏度和湿度 50% 左右是最佳环境；保持通风，增加氧气含量，减少污浊空气。

（1）声音

睡觉打鼾的伴侣、其他房间的噪音、屋外吠叫的狗、邻居的吵闹声、路上车辆的噪音、雷雨天和其他噪音都会干扰睡眠。但只要不是引发焦虑或惊恐的声音其实是无害的，有些人需要白噪音、水流音等低频规律性声音来模拟安全环境才能睡着。以下措施可以作为参考，帮你减少不必要的噪音。

白噪音发声器可以帮助人更好地放松和入睡，比如风扇声、低频运转声、流水声、雨滴等，都可以抵消或减少室外其他噪音，模拟一个安全的环境。

新风机或换气扇，我推荐大家安装管道式全屋新风，虽然安装难度大但效果好，如果没有条件也可以用床边小风扇加开窗替代。风扇和新风会产生轻微的白噪音，同时增加通风帮助空气流通，保持空气清新、含氧量充足，还可以防止卧室闷热，保证凉爽。

隔音耳塞、厚重的窗帘、双层隔音玻璃、密封性好的门窗都是隔音的利器，你可以根据预算来选用，建议多尝试不同的方法，从最廉价的方案开始，组合找出最适合自己的。对于长期出差在外的人而言，随身装备很重要。

通过室内软装吸音，卧室内部尽量不要留光秃的墙面或者光滑的石材类的表面，尽量多使用软装。酒店的软装一般都比较多，除了提供舒适安心的感觉，还有就是吸音效果好。家里尽量多放置柜子和装饰物，不论是木板墙面还是墙纸、绒布墙面，都比油漆墙面好。同时柔软的材质能给人带来温馨感和安全感，有助于人放松和入睡。

如果你在屋外有自己的庭院，那么多种厚叶的落叶灌木作为隔音屏障，效果很好。最好将落叶灌木和常绿灌木混合种植，以确保全年无噪音。当然，繁茂的大树隔音效果更好，庭院砖墙隔音效果也好。总之，多种树，树叶密集的自然环境是最好的隔音屏障。

阻止吵闹的邻居。最有效的消除噪声的方法肯定是从源头上消除噪声，如果你的邻居是做网络直播的，一到晚上就开始工作，的确很烦，提前邻居沟通并制定合理的作息计划是关键。或者让邻居安装全频消音板，也能有效缓解中高频段的声音。但是看电影的低频音因为波长太长，很难被消除，如果被邻居看电影的声音吵到只能让他们调低音量。

如果伴侣太吵，可以分床分房睡，减少伴侣间的相互影响。某些缺少安全感的人，需要睡觉时旁边有亲人才能安稳入睡，就不能用这个办法。如果家里有条件，分开睡觉其实很好，互不打扰。

（2）光线

正如前文所说，人有光敏感细胞，黑暗能帮助我们睡个好觉，越黑越好。因为黑暗会增加褪黑素的产生，可控制人体的睡眠周期。体内分泌的褪黑素达到一定剂量后可以使人入睡更快，睡眠更好。从窗外射入的光线，甚至是一个小夜灯，都可能会破坏褪黑素的产生，尤其对于有入睡困难的人，比如老年人。如果你难以入睡，并且你在尝试入睡时卧室并不是完全黑暗的，那么你应想办法减少光线。

可使睡眠环境变黑暗的几种工具：

眼罩或面罩。价格便宜，有效且便于携带。

厚重的绒面遮光窗帘，隔音遮光效果都不错。如果换窗帘有难度，那种反光涂层的遮光布虽然有味道，但也可以用。

卧室装修尽量采用深色调，浅色或色彩鲜艳的卧室会让光线更容易反射。我自己的卧室风格也是深色系，这种昏暗的感觉，可以让你自然进入睡眠状态。最简单快速改变房间色调的办法就是贴墙纸。

不要在卧室留夜灯，如果有需要请用感应夜灯，这样可以仅在夜间紧急需要时才有光线。

减少睡前蓝光干扰。晚上全屋尽量使用 3000 开尔文以下色温光源，暖光可以帮助人入睡。宜家的灯泡很多都是 2700 开尔文色温，就是为了营造温暖安稳的光感。

卧室不要放电视、电脑或大型平板显示器。如果有，最好不要在晚上使用，尤其是在 21 点以后。

（3）温度和湿度

最适合人睡觉的温度是 21 摄氏度左右，上下可以浮动 3 摄氏度，也就是 18~24 摄氏度。最适合的湿度是 50% 左右，上下浮动 10%，也就是 40%~60%。相对来说冷一点，干燥一点影响并不大，稍微干冷也不是大问题。若卧室夜间温度高于 24 摄氏度，湿度大于 60%，会过于闷热，人的睡眠状态就很难保持，潮热或盗汗都是睡眠大敌。

现在的家庭基本都有暖气和空调，控温不是大问题，房间湿度可能是大家长期忽视的问题。中国南方普遍潮湿，人很容易出汗并感觉闷热；北方又过于干燥，而人的呼吸道过于干燥不利于肺泡交换氧气，缺氧的时候人也容易醒来。因此，除湿机和加湿器就显得尤为重要了。

不好的床垫，特别是乳胶和记忆海绵类的床垫不利于散热散湿，会使潮热问题变得更糟；屋里冷可以加被子，但记住被子要选透气性好的，人造化纤被的透气性不好，尽量避免使用。如果你觉得棉被太重，可以使用轻薄的羽绒被。

（4）空气

保证卧室的空气清新，氧气含量充足，二氧化碳含量不能太高，保持卧室有一定的通风。可以在家安装新风设备之后，购买空气监控器，随时观察，室内二氧化碳含量最好在800ppm以内，不能超过1200ppm。缺氧不仅会导致人惊醒，也会影响儿童的大脑发育，还会加速成年人的脑神经损伤。

尽量避免在卧室摆放有人工香味的物品，尤其是人造香薰、精油之类的物品。科学实验证实，这些人造香味用品对于神经放松和睡眠完全无效[一]。相反，嗅觉长期在香味刺激下，会越来越迟钝，反而会有不良作用。

在卧室养殖土培植物有一定好处。虽然室内植物释放的氧气微不足道，但土壤和植物的大量菌群和微生物反而有利于人保持自然节律。

（一）　https://www.sciencedirect.com/science/article/abs/pii/S0031938420305795.

4.5　床品的选择

提起良好的睡眠，大家自然会联想到床品，其实这在很大程度上是商业广告营销在发挥作用。如果你经历过户外露营，就会明白人类不需要多么高级的床品也可以睡个好觉。

中国人睡了上千年的木板床，古代富裕一点的家庭可以使用棕绷、藤绷，许多农家以稻草为床褥，有条件的家庭则大多使用棉花做垫子。钢丝弹簧床在 19 世纪后期才传入上海。"80 后"可能都还记得小时候一到春夏就有叫卖"弹棉花"的人，目的是让棉花被褥更加松软，更舒服。其实家里有条件的人还可以沿用每年弹 1~2 次棉花的传统，睡棉花铺的床是很舒服的。床垫虽然重要，但也别过度迷信广告营销。

总的来说，床垫不能太硬也不能太软，偏硬的床垫适合重的人，而偏软的床垫适合轻的人。好的床垫需要符合人体工学，但由于人平躺和侧躺的曲线差异很大，所以软的关键是床垫能快速释放压力，同时密度大到可以支撑躺下后的身体中线保持水平，保证全身血液回流通畅。不仅如此，好床垫还要具备良好的散热能力，防止睡觉时潮热，轻则易醒，重则导致湿疹。

现代床垫的源起

说起床垫，大家第一个想到的词可能就是"席梦思"，这几乎成了舒服优质的弹簧床垫的代名词。但很多人不知道，"席梦思"是美国三大床垫品牌之一"Simmons"的中文品牌译名。1933 年该公司在上海杨树浦路设厂之时取了这个好译名,"席梦思"望文生义就是"睡下去做梦都会想到的好床席"(见图 4-2)。

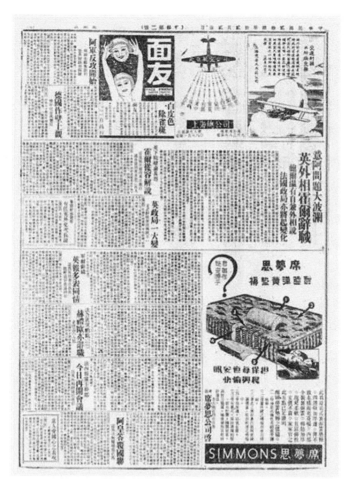

图 4-2　1933 年,一份《申报》的右下角刊登了一则席梦思广告

"席梦思"占领了中国的弹簧床垫市场，于是，"席梦思"在中国就成了弹簧床垫的名称，并沿用到今天，甚至成了汉语词汇。后来席梦思公司撤离上海，杨树浦工厂改为仓库，如今被称为"永兴仓库"，是文物保护单位。席梦思于1870年由美国人扎尔蒙·西蒙斯（Zalmon Simmons）创立，其成功原因主要是独创廉价的钢丝弹簧替代钢丝网，在1889年把床垫价格从12美元降至0.95美元，迅速成为全球最大床垫公司。

以席梦思为名的弹簧床垫真正开始在国内普及，也是近40年的事。早年的床垫厂家设备没那么好，质量并不高，大部分床垫在用一段时间后都会塌陷，这导致上一辈的人有一个观念"软的床垫都不好"。但是太硬的床并不适合睡眠，和人体曲线不匹配。好的床垫是有足够支撑的，那种高密度慢回弹的床垫，其受力位置能快速释放压力。

四大床垫类型

从简易的钢丝床到钢丝弹簧床，再到箱式混合弹簧床垫，再到后来的记忆海绵床垫和乳胶床垫，单是床垫就经历了多次进化。那么怎么在如此众多的类型和品牌中做出选择，让自己买到好床垫睡个好觉呢？我也曾花了一些时间认真研究床垫。

由于普通人到实体店测试床垫时，很难只穿单薄的衣服长时间躺在上面测试，所以对于全身贴合性、散热性能、压力缓释这些关键指标很难测试。很多东西都是商家宣传的噱头，实际并无意义，从产品的本质上了解会更加直接。基本上国内可以买到的床垫分为四个大类，如果从产品平均价格来看，从低到高分别是：弹簧床垫、记忆海绵床垫、乳胶床垫、混合型床垫。高级的气垫床垫和水床做工比较复杂，国内很少见，所以我们就不展开讨论了。

（1）弹簧床垫

最基本的弹簧床垫已经有上百年历史，是大家最熟悉、市面最常见、品牌最多的一种床垫类型。

弹簧分为很多种，老式的弹簧床垫是"整网弹簧"，在弹簧基础上，再加棕垫或普通海绵作为缓冲舒适层，躺上去整个人都可以陷下去。为了提高性能，席梦思推出了更高级的独立袋装弹簧床垫，将每一个独立的弹簧施压之后用布袋装好，连接排列制作成一张床网。随着廉价设备的普及，后来最便宜的床垫也是独立袋装弹簧。但同样是袋装也分优劣，独立袋装弹簧的袋子连接分为高端的手工缝制和低端的胶水连接，小作坊的廉价胶水含有较多甲醛。从大众的宜家到高端的席梦思和金可儿都在使用独立袋装弹簧做弹簧床垫。更好一些的弹簧来自妙而扣和美姿，这两种弹簧的生产设备贵，是弹簧领域顶级公司礼恩派的专属。现在这些单一的弹簧床垫大多都升级为混合床垫。但如果你只想购买弹簧床垫，不管什么床垫品牌，认准礼恩派的弹簧就可以了。

弹簧床垫之所以受欢迎，主要是由于其制作技术成熟、造价低、弹性良好，到实体店测试的初始感觉好。但普通的弹簧床垫寿命都不长，且时间久了弹簧容易塌陷变形，尤其不适合重的人，用户满意度也是各类床垫中最差的。因此，如果不是资金紧张或临时需要，一般不建议使用。早年制造弹簧床垫的品牌也全都改做混合床垫了。

（2）记忆海绵床垫

提到记忆海绵，商家都会提到是 1966 年美国国家航空航天局（NASA）研发成功的太空记忆棉，但其实当时是为增加宇宙飞船的坐垫缓冲而研发的。因为该海绵对温度很敏感，温度太低海绵则变得很硬不回弹，所以最初被称为"温度泡沫"。

在常温状态下，记忆海绵是良好的床垫材料，因为有利于压力缓慢释放。它的制作原理是在制造泡沫时将气体打入聚合物基体中，这样海绵受压之后回弹会很缓慢，但制造过程复杂。它的问题就是海绵不仅怕冷，也怕热。因为这种材料密度高，热量和水汽都扩散得很慢，睡在上面身体容易潮热，夏天必须在空调房才能使用。

基于上述原因，NASA 在出售各种无用专利时，记忆海绵一直找不到买家。直到瑞典的法格达拉泡沫（Fagerdala）购买了授权，并于 1991 年推出了"Tempur-Pedic 泰普尔瑞典床垫"。记忆泡沫最初非常昂贵，但后来随着泰普尔床垫的推广，很多领域都认识到了这种材料的特殊之处。后来获得 NASA 授权的公司也越来越多，产量越来越大，产品也就变得很便宜了。由于可以缓释压力，记忆海绵也被大量用于医疗用途，帮助人们缓解疼痛或矫正姿势。同时它的保温性能也有助于减轻身体的疼痛。

记忆海绵的最大问题就是热敏感和聚热，为了改善这个问题，后来又出现了凝胶记忆棉和石墨烯记忆棉（也叫黑冰或黑钻记忆棉）。在不改变记忆海绵的特性的基础上，通过注入细小的凝胶颗粒，让凝胶遇到人体热量时会从固态转变为液态，传递热量，这一技术可以增加 30% 以上的热量释放。同理，填充微小的石墨烯或金刚石颗粒同样可以加速散热，因为它们也都是良好的导体热。一般凝胶记忆棉呈蓝色或绿色，它被用于接触人体的记忆海绵表层，在枕头上最常见。而石墨烯记忆棉呈现出黑色的点状，一般放在中下层的垫层里。

如果你首次接触记忆海绵的床垫会感觉太软了，一躺下整个人就陷进去。但其实完全躺平时，它会根据人体不同位置的重量和形状自动适应，使压力得到很好的释放，尤其适合有背痛、颈椎不适的人。记忆海绵的压力释放和高度贴合与乳胶是一样的，但乳胶更贵。记忆海绵没有任何声音，也不会传递震动，很适合双人床。这带来的另外一个问题就是不容易翻身，这使潮热问题更加严重，如果不是在四季温度、湿度都控制良好的房间里使用，那使用起来会有一点不便。

记忆海绵的使用寿命一般为 5~7 年，每年需要将床垫（从头到脚）旋转 1~3 次，有助于保持舒适感和支撑力，但因为床垫太软其实不好调头。高级一些的型号和品牌，一般会做比较坚固的底座，也会分层设计材料，不需要定期调整。

各种记忆海绵产品之间差异很微弱，泰普尔由于一直在改进工艺，在散热和回弹度方面会稍微好一些，但价格是其他家的 10 倍以上。赛诺（SINOMAX）在全球产量排前几名，获得了多项认证，产品性价比较高。给宜家供货的恒康也是大厂，但产品质量还是稍微差点。

（3）乳胶床垫

乳胶床垫有一种独特的 Q 弹柔软的感觉，因为密度很高，乳胶床垫弹性比记忆海绵还要好，同时又柔软，压力也能得到很好的释放。

乳胶可以是天然的、人造合成的或两者混合的。合成乳胶的成本肯定比天然的低很多。但其实，合成胶乳和天然胶乳的物理特性基本一样。某些所谓的天然乳胶，其实仅含有一点点的天然乳胶，其余的都是合成乳胶。即便是纯天然乳胶床垫，一般超过 90% 乳胶含量就非常高了，92%~96% 的乳胶含量基本是极限了，不存在 100% 乳胶含量。如果天然乳胶不经过复杂的发泡工艺，很快会在空气中氧化变成粉末，所以天然并不是乳胶的真正优势，工艺才是。

高质量乳胶床垫非常贵，国际大牌基本没有标价低于 5 万元的，而且只有拥有高端设备的现代化工厂才能生产出好乳胶。中低端的乳胶工艺都不太好，很容易氧化，尤其是廉价假乳胶质量令人担忧。真正的乳胶床垫主要有两种发泡生产工艺：邓禄普乳胶（DUNLOP）和特拉雷乳胶（Talalay）。邓禄普乳胶更密更硬，支撑更好一些，生产工艺相对简单一点点。而特拉雷乳胶则更软，压力分散和舒适性缓解效果更好，比如最著名的荷兰Radium Foam 乳胶就是特拉雷乳胶。小厂的乳胶床垫的平均寿命一般只有 2 年，而大厂的昂贵乳胶认真护理可以使用 8 年左右。

正因为乳胶密度高，所以非常重，为了防止塌陷定型，还需要经常头脚旋转和翻面使用，所以护理和使用难度都很高。在舒适性和压力释放（尤其是缓解背痛）方面，乳胶和记忆海绵都是很好的选择。因为密度更高，乳胶反弹会更快，而且比起记忆海绵，乳胶异味较少，且散热能力也要好一些，但为此需要付出的钱要比买记忆海绵高出很多倍。目前国内可买到的型号很少，所以一般情况下，乳胶床垫性价比低。有钱人买高端乳胶床垫没问题，但对于大部分人来讲，记忆海绵是乳胶的高性价比替代品，性能基本差不多，寿命更长，价格更低。

（4）混合型床垫

顾名思义，混合型床垫就是把多种床垫材料混合在一起，以弹簧为最底层的基座，在这之上加入记忆海绵、乳胶、羊毛、马毛等其他材料设计而成。这样让床垫同时具有记忆泡沫的压力释放功能和弹簧床垫的良好支撑和回弹，同时消除这些床垫材料单独使用的弱点。通过不同垫层材料的组合，有多种型号可满足有不同睡眠喜好和身材的人。混合型床垫因为只需要较薄的记忆海绵或乳胶，成本大幅下降，性价比较高。但是，因为混合型床垫是现在各大品牌的主力产品，所以价格高低不等。

混合型床垫为了综合各种材料的优势，一般都是很多隔层加在一起，最底层是弹簧。除了上述弹簧的差异外，每层的材料差异和用料好坏是决定最终质量和睡感的关键。除了上述记忆海绵和乳胶，也会加入传统的海绵、棉花、羊毛等常见材料，还有3D涤纶透气的支撑材料等。越贵的床垫层数越多，而且偏软。但昂贵的床垫为了支撑其高售价，会故意塞很多好材料并且做得特别复杂，对于睡眠质量的提升有限。我们以几个经典的知名品牌为例来说明吧。

首先以床垫中顶级的瑞典海丝腾（Hästens）为例，动不动就上百万的海丝腾，也只有富豪们才能享受。这里主要是看混合型床垫最复杂的工艺可以达到什么程度。所有材料都是天然的，除了棉花、亚麻、羊毛等，海丝腾还使用了马尾毛这种少见的材料，因为马尾毛可以除湿、通风、防霉，但不易固定、容易变形。马尾毛的品质差异很大，对编织工艺也要求较高，我曾经考察过国内的床垫代工厂，使用的马尾毛品质和手工编织工艺都不太好。个人认为，除了瑞典的海丝腾，其他任何号称有马毛的床垫都不推荐。

图 4-3 左边是高级型号，右边是入门级型号，可以看出做工都非常复杂。

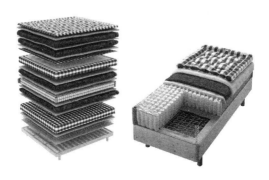

图 4-3　海丝腾拆解示意图

我在这里补充两句，很多长辈们怕把床垫弄脏，舍不得撕掉塑料膜，却不知这样会使床垫不透气导致产生各种影响睡眠的问题，同时由于薄膜的张力导致弹性和身体贴合度都大幅下降，所以一定要拆掉床垫的包装膜。一般来说床垫的平均寿命在 7 年左右，差点的 5 年，好点的 10 年。超过 10 年一定要换了，除非是价值百万的海丝腾整体床，你可以不用换，但也需要养护（见图 4-4 ）。

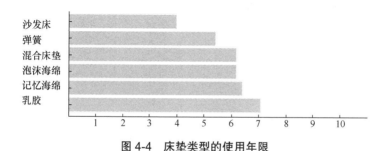

图 4-4　床垫类型的使用年限

另外，不要过度相信酒店款的床品，因为酒店都是大批量订货，会想尽办法控制成本，设计的时候都是能省就省，零售时价格涨上去了，品质却不变（见表4-1）。

表4-1　各种类型床垫的总结

	弹簧	记忆海绵	充气	混合型	乳胶
常见表层材料	普通海绵	记忆海绵	很薄的海绵或记忆海绵	5厘米以上的记忆海绵	乳胶
常见底层材料	弹簧	普通海绵	充气囊	弹簧	普通海绵
用户好评率	D+	B	B−	C	B
用户熟悉程度	A	B	C	C−	D
价格	A−	B	C−	C−	D+
使用寿命	D+	B−	A	C	B
支撑	B	C+	A−	B−	B−
贴身舒适度	C−	A−	B−	B	C+
缓解背部疼痛	C−	B−	B+	C+	B−
异味	B	D	B−	C+	C
翻身时互不干扰	C	A−	C+	B	C+
噪音	C−	A	D+	B−	A
散热	B	C−	C+	B−	C−
容易翻身挪动	B−	C−	B	C−	C+
容易适应	C+	C−	B−	C	C
可调软硬度	D−	D	A	D−	B−
容易搬运	C	C−	B	D	D+
容易维护	C+	C+	D	C−	D+
可定制	D	D	D	B	B
无须组装	A	A	D	A	C+
不满意容易退换	C	B−	B−	C+	C
适合各种睡姿	B−	C−	C	A−	B−
表面添加薄垫	C	C−	绝对不行	B+	B−

选择枕头时要考虑的因素

（1）睡姿

按枕头高度来划分，有高、中、低三种基本的枕型，睡眠姿势决定了你选择哪一个高度。一般来说，高枕对应侧睡，中枕对应仰睡，低枕对应趴着睡。目标就是保持颈椎呈中立位姿态，这样才最舒服。如果你睡觉时会有不同的睡姿，例如大部分人都是在仰卧和侧卧两种状态间变化，最好用两个不同高度的枕头并列放置，或者用一个根据压力变形的枕头（比如记忆海绵、荞麦枕头），又或者是用一个高低分区的枕头，以适应不同的睡姿。当然自己多测试找到合适的高度也很重要，枕头的蓬松度也会影响舒适度。

（2）头的尺寸

头颅又大又重的人通常需要一个很蓬松的枕头来支撑他们的头部重量。相比之下，头部较小较轻的人只需要一个蓬松度适中的枕头就可以支撑他们的头部重量。

（3）身体尺寸

一个体重较重的人会给床垫施加相当大的压力，因此很容易陷入床垫中，头部的位置也会比较低，所以他们需要一个不太高的枕头。相比之下，体重较轻的人不会对床垫施加相当大的压力，因此不会陷下去，轻的人一般比重的人更需要高的枕头。

（4）床垫软硬度

柔软的床垫也会让一个人陷入其中，因此需要一个不太高的枕头；而结实的床垫则需要搭配一个更高的枕头。

（5）肩宽

对于侧睡者来说，肩宽也是一个重要因素。宽肩会使人的头部远离床垫，因此需要更高的枕头来填补空隙。相比之下，窄肩会使人的头部更靠近床垫，从而需要不太高的枕头。

枕头放置的位置

一个人放置枕头的位置会影响其对枕头的需求。将枕头部分放在头下可能需要更高的蓬松度，而将枕头完全放在头下可能需要较低的蓬松度。

枕头填充材质的选择（见图 4-5）

（1）荞麦枕头

传统的枕头，最便宜的材质，因为定型较差所以支撑性和贴合性一般。但荞麦很透气，所以做成枕头使用时人不会感到潮热，且非常有利于缓解颈部疼痛，可调节蓬松度，但对于某些人来说可能接触面太硬了。翻身时枕头有一些噪音，且枕头很重。具体填充需要多尝试才能找到适合自己的量，基本上填充厚度介于 1 拳和 2 拳之间。

	荞麦	人造透气管	乳胶	羽绒	羽毛	记忆海绵
调查样本量	4091	11631	6264	1907	884	20278
好评率	84%	85%	85%	85%	84%	87%
主要品牌	无	杜邦	无	sidanda	宜家	泰普尔
价格	¥50~200	¥100~500	¥200~1000	¥400~3000	¥150~800	¥200~2000
耐用	B	C-	A-	B	B	C+
支撑好	A	C-	B+	C	C+	B
缓解颈部疼痛	B+	C	B+	B-	C	B
可塑性强	B+	B-	C	B	B	C
可压缩存放	C+	A	D	A-	B-	C+
适合抱	D+	B	C+	B+	B-	B-
易于使用	D	C	A	C	C	A
不易结块或变形	D-	C-	A	C	C-	B-
移动时噪音	D	C+	A	C	D	B+
重量轻	D	B-	B	A-	B-	D+
无异味	C-	B+	C-	D-	D+	D
散热好	B+	B	B	C+	C	C-
防止打鼾	B+	C-	B	C-	C	B-
快速定型适应	D	B+	B	B-	B-	C
不易过敏	B	B	B	C	C	B
需要拍打蓬松	需要	有的需要	不用	必须	必须	不用
枕芯可机洗	不可	可以	不可	不可	少数可以	不可
商店容易买到	A	B	D	B	B	B+
软硬度	偏硬	适中	软到硬都有	软到中之间	中偏软到硬	适中
可调填充量	是的	不	不	不	不	少数型号可以

数据来源：sleep like the dead.com。

图 4-5 各种类型枕头的总结

（2）人造透气管或人造羽绒枕头

触感柔软，经济实惠，贴合度和可塑性强。但支撑性根据材料不同可能差异较大，质量参差不齐。比较适合头重的人。各品牌差异较大，有的材料太硬，比如杜邦。

（3）羽绒枕

羽绒含量高的枕头都很柔软、舒服、轻、耐用、静音，是高档酒店标配。但羽绒枕缺乏足够的蓬松度和支撑，刚买时有气味。品质高的羽绒枕通常价格昂贵。因为羽毛容易结块，每天睡前需要拍打，需要定期起毛、摇晃。除此之外，羽绒漏出也很烦人。我个人长期使用羽绒枕，亲测透气性好。

（4）羽毛枕头

羽毛枕头柔软度适中、可塑、耐用、价格实惠，是羽绒枕头的廉价替代版本。羽毛枕头可能缺乏足够的支撑和蓬松度，翻身有一点声音，需要每天拍打摇晃以保持蓬松度和舒适度，新的羽毛枕头可能有气味。

（5）乳胶枕头

乳胶枕头的柔软性和支撑性适中，能够快速回弹保持支撑的形状，有利于缓解颈椎疼痛，不会结块或形成空洞。新的乳胶有气味，时间长了支撑性和弹性都可能下降。枕头很重，价格昂贵，可能需要用一段时间就买新的。

（6）记忆海绵枕头

记忆海绵枕头比较柔软但有支撑性，贴合度好，无声，回弹慢。新的枕头需要散味，价格中上偏贵，稍微有点重。适合头轻的人，头太重会陷得很深。很多人可能不能适应记忆海绵枕头，建议多试用几次再购买。

5

饮食对睡眠的影响

　　饮食和睡眠一样，是生活中必不可少的一部分，重要的是它们相互影响。越来越多的科学研究表明，睡眠质量会影响第二天的饮食偏好，同样白天的饮食选择又反过来影响夜间的睡眠。对具有相同特征的不同个体进行比较的横向研究发现，睡眠不足的人更有可能吃更多高热量的不利于健康的食物（如脂肪或精制碳水化合物），吃更少的蔬菜，以及拥有更不规律的三餐用餐时间，从而形成恶性循环。

　　大家都知道咖啡因、茶碱等是可以影响神经的化学物质，最近几年的一些新研究证实了饮食和睡眠之间的联系，食物含有的色氨酸和维生素等物质会影响夜间人体分泌血清素和褪黑素，从而影响睡眠[⊖]。

　　人们很容易相信媒体鼓吹的各种食品营养对睡眠和健康起的重要作用，觉得是可行、方便的策略。但事实上，虽然一些营养成分已被实验证明是有益的，但只是假设和初步研究，缺少可靠的科学证据。由于食物的复杂成分以及每个人的吸收和代谢能力不同，饮食和睡眠健康的关系也很复杂。大部分营养剂都是在食品和保健品销售公司的层层包装和宣传下穿上了美丽又"科学"的外衣，所以大家不要轻信。

　　既然陷阱很多，极难明辨，那我们要做的就是远离各种化学添加剂，远离富含精制碳水的糕点、糖果等，控制肉类摄入，多

　　⊖ Diet promotes sleep duration and quality. Peuhkuri K, Sihvola N, Korpela R. Nutrition Research, 2012, 32（5）: 309-319.

吃水果、蔬菜，少喝榨汁类饮品，杜绝烟酒，尽量少喝咖啡。合理平衡的膳食对健康和睡眠都是有益的。

5.1 咖啡因

咖啡不仅是饮品和提神工具，更是作为一种社交仪式、生活方式存在。有的人离不开它，没有咖啡就无法工作、没有精神，咖啡和烟草一样，成了一种"瘾品"。

确实，咖啡因是世界上最广泛被使用的精神类药物。所以就连国外获奖的咖啡师都会站出来说，如非必要请大家少喝咖啡。

大量的样本研究和基于人群的研究表明，每天摄入咖啡因与越来越普遍的睡眠不好、白天嗜睡高度相关。很多人可能要说"咖啡、奶茶让我越来越精神，怎么会让我迟钝、嗜睡呢"？确实咖啡因的摄入让人看起来精神了，可以重新投入到工作和学习中，通宵的疲劳感会烟消云散，它就像你离不开的神药一样。为什么会这样？

咖啡因和人体内的神经递质腺苷（Adenosine）的化学分子结构类似。腺苷很重要，它是人在疲劳、临时记忆不足（类似缓存不足）、抑郁等身体机能下降时，自动释放给大脑的一个信号"累了，需要休息了"。接收器接收到这个信号以后，神经细胞活动就开始减弱，你会去休息。但因为咖啡因和腺苷分子结构类似，导致部分受体会错误地和咖啡因结合，大脑就接收不到腺苷带来的疲劳信号。尽管我们的身体和大脑都异常疲惫了，但因为咖啡因阻断了身体疲劳的正常信号，我们感觉自己"精神"了，不需要休息了[一]。

所以，喝咖啡是通过透支精力来保持清醒，遗憾的是它不能提升我们的表现，并且咖啡因的兴奋作用会使人当天夜间的睡眠质量下降，导致第二天白天嗜睡，主动找咖啡因，从而形成恶性循环。疲劳延迟只是一方面，实际上还有更长远的伤害。

你有没有想过这样的问题，"消失的疲劳感"去哪了？有些时候挥之不去的疲劳会在喝完咖啡的 1~3 小时后猛烈袭来（戒断反应），可能有一些人反应并不明显。我们刚才说"疲劳消失"是因为腺苷被咖啡因挡了回去，这就像在一个交通路口，前方直行的道路被障碍物（咖啡因）阻拦，但汽车（腺苷）不会消失，反而会越积越多，在不正常秩序下积累到一定数量时，可能会撞车，撞击其他物品，有的车可能被迫开往错误方向。所以咖啡因带来的清醒，绝不只是简单的疲劳递延并堆积[二]。人体内没有这么大的一个空"池子"去储存未被代谢掉的腺苷，没被正常吸收的腺苷短时间内会在大脑里持续增加，造成神经毒性，开始破坏性地伤害其他脑细胞。

[一] Effects of caffeine on human behavior. Smith A. Food and Chemical Toxicology, 2002, 40（9）: 1243-1255.

[二] Effects of caffeine on sleep and cognition. Snel J, Lorist M M. Progress in Brain Research, 2011（190）: 105-117.

为了避免产生戒断反应，避免疲惫，很多人一直喝到成瘾。对有良好睡眠习惯的人群做实验发现，即便每日咖啡因摄入量相对较少，短时间使用后都会形成依赖性。而长期摄入咖啡因，会导致耐受性增加，也就是需要越来越大的摄入量才能达到之前的效果。2011年的一项研究发现，长期摄入咖啡因会导致咖啡因代谢的基因变异，耐受度进一步加强。儿童和青少年即便咖啡因摄入量较少，也会遭遇睡眠障碍和白天嗜睡。大量人群和医生都大大低估了经常使用咖啡因对睡眠的长期负面影响和对日常警觉性的损伤[一]。

有研究综述认为，咖啡因使人保持清醒的功效源于人们的心理作用，对于咖啡因的醒脑预期和安慰剂作用在严重嗜睡的情况下，没有什么效果，所以不要在做有重大影响的事时寄希望于咖啡因。实际上，小睡5分钟比喝一杯咖啡更有效。

科学界普遍认为咖啡因对人体的各种影响还不能完全确定，还需要更多深入研究。但对于睡眠，科学界的共识是，咖啡因会增加焦虑，损害睡眠，使人对运动的控制能力受损。特别是脑神经未发育完全的青少年应该避免摄入咖啡因。

脑科学教科书中会建议追求健康的人每日不要摄入超过75毫克的咖啡因，也就是一杯意式浓缩的剂量，每日摄入超过400毫克（两杯星巴克大摩卡）会有明显生理副作用并严重影响

[一] Caffeine: Sleep and daytime sleepiness. Roehrs T，Roth T. Sleep Medicine Reviews，2008，12（2）：153-162.

睡眠。

虽然咖啡因的毒理学症状因剂量和个体而异，但脑神经研究发现通常摄入较少的剂量（比如超过 75 毫克）就开始表现出心理副作用，短期会影响睡眠和心情；而在摄入量超过 400 毫克时，心血管和肌肉组织中会出现严重的副作用，导致人直接猝死的案例也有多起。长期摄入大剂量咖啡因会导致各种脑神经受体受损。现在的研究普遍认为，21 岁之前的人因为大脑未发育完整，最好不要摄入较多咖啡因，咖啡因致死案例多发生在青少年身上。人类单次摄入超过 10 克纯咖啡因会有致命风险。

在生活中，奶茶是比咖啡更可怕的饮料，奶茶中的咖啡因含量普遍在 150~350 毫克之间，加上巧克力等食品中的咖啡因含量，很容易超过安全剂量。

5.2　酒精

各种相关实验得出的结论是：饮酒对于睡眠和健康是有百害而无一利。不论酒精含量多少，都会导致人的后半段睡眠质量下降和睡眠中断。

虽然很多人都错误地认为酒精能帮助人快速入睡，缩短睡眠潜伏期，前半段睡眠更深更沉。其实这是错误的，喝酒后睡觉，重要的快速眼动睡眠（REM）会明显减少，尤其对于睡眠后期的干扰更为严重，容易半夜睡眠中断和早醒，同时导致快速眼动睡眠的碎片化和时长严重不足，导致第二天记忆力显著下降。同时因为睡眠时长不足，导致整体睡眠质量严重下降。

墨尔本大学睡眠研究实验室的克里斯蒂安·尼古拉斯做过一个实验，他和同事招募了 24 名被试（男、女各 12 名），是 18~21 岁偶尔饮酒的健康人。被试在参加实验前的 30 天内，每周饮酒不超过 7 个标准饮酒量（在澳大利亚，一个标准饮酒量为 10 克酒精）。每名被试都经历了两种实验状态：睡前饮酒和睡前服用安慰剂。实验通过记录完整脑电图并绘制多导睡眠图发现：酒精增加了非快速眼动期慢波睡眠的德尔塔波强度。然而，前额阿尔法波强度也增强了。这说明正常睡眠被严重扰乱。

所以很多长期失眠的人靠酒精助眠实属掩耳盗铃，这样的糟糕习惯只会让失眠越来越严重。

根据《柳叶刀-肿瘤学》中 2021 年国际癌症研究机构（IARC）公布的数据，2020 年全球估计有 74.1 万个新的癌症病例与饮酒有关。大量饮酒（每日超过 1 瓶红酒、3 两 50 度白酒、5 瓶易拉罐啤酒）导致近 60 万人患癌，每天一两杯的轻度至中度饮酒也导致了超过 10 万人患癌，即使每天喝 10 克烈酒也导致了 4 万多人患癌。

因此酒精对人的健康的伤害是全面的，不仅是影响睡眠，别再相信"适量饮酒有益健康"这种话了。

5.3 烟草

"烟草会危害健康"已经众所周知，作为一种特殊的精神药物，其对于大脑的干扰也很多。大量的研究显示，每日吸烟比起酗酒、肥胖、毒品等对睡眠的负面影响更严重。都市人群大多有一定程度的焦虑和睡眠不足，因此导致更多人白天通过吸烟来保持镇定和清醒。年轻人的吸烟行为，大多是睡眠不足导致。但反过来吸烟又加重了人群的睡眠问题、抑郁症、焦虑症，形成长期恶性循环以后就很难戒烟了。统计发现，吸烟者比不吸烟者有更多的入睡问题、睡眠维持问题、白天嗜睡、抑郁情绪，且每日需要喝更多咖啡或茶等提神饮料。

5.4 碳水化合物（主食）

米饭、面食、糕点都是主要的碳水化合物，碳水化合物（简称碳水）是为人类提供能量的主要营养方式，有多项实验证明碳水化合物摄入过量会导致睡眠时长增加，但对于睡眠效率影响更大的是碳水的质量。比如糖果、甜食、饮料就比米饭等普通碳水更容易导致人夜晚睡眠质量下降。科学界普遍认为，是碳水分解的速度在影响睡眠质量。高升糖指数食物，也被称为"精制碳水化合物"，在肠道中分解更快，因此导致能量激增，需要的睡眠时间更长。含糖的糕点、饮料等加工食物含糖量最高、分解速度最快，白面包和米饭次之，而燕麦和粗粮的分解速度则最慢。

此外，高升糖指数食物也已被实验证明会刺激炎症免疫反应，并导致肠道微生物组的改变，这也可能会对睡眠质量产生深远的负面影响。有一种推测认为高升糖指数食物可能会改变体内循环中色氨酸相对于其他大型中性氨基酸（LNAA，包括酪氨酸、苯丙氨酸、亮氨酸、异亮氨酸、缬氨酸和蛋氨酸）的比例，从而导致胰岛素分泌过多，影响大脑内血清素和褪黑素的产生，导致睡眠质量变差。同时，高升糖指数食物会诱发高血糖症，诱导肾上腺素、皮质醇、胰高血糖素和生长激素的释放，这些激素过量会导致失眠，所以睡前不要吃甜食。

反过来，如果睡眠不好，控制食欲的瘦素就会刺激我们在白天加大碳水的摄入量，形成恶性循环。人类要靠摄入碳水提供热量才能生存，因此一定要吃碳水，只不过应少吃精制碳水。要知道，脂肪和蛋白质摄入体内也会自动转化成碳水。不吃碳水的生酮饮食早就被科学界推翻，被认为是引发疾病的"灾难"[○]。

总的来说，对于碳水摄入不用过度紧张，尽量吃优质的天然碳水食物（比如粗粮谷物、豆类、完整的水果、根茎蔬菜等），

○ Ketogenic Diets and Chronic Disease: Weighing the Benefits Against the Risks. Crosby L，Davis B，Joshi S，et al. Frontiers in nutrition，2021（8）：702802.

避免所有人造和深加工的高碳水食物（比如糖果、糕点、果汁、灌装饮料等），这样不仅有利于睡眠，也有利于健康。

5.5 富含脂肪的肉类

现代人的肉类摄入量过高是一个普遍现象。研究发现，睡眠障碍者脂肪摄入量较高[一]。正常的肉食摄入量不会影响一个人的睡眠质量或第二天早上的工作能力[二]。所以，适量吃肉不会影响健康，但摄入大量肉类脂肪的确会降低睡眠质量。

近年的科学研究也基本推翻了不饱和脂肪和饱和脂肪对健康的争议，认为适量都是有益的，我们需要学会控制摄入量和平衡饮食中的脂肪类型。营养学界普遍认为，人类每日饮食中摄入的欧米伽-6和欧米伽-3油脂的最佳比例是接近1∶1。我们日常食用的猪肉、牛肉、羊肉等富含大量的欧米伽-6不饱和脂肪酸，而人类饮食中欧米伽-6油脂越来越多，这种失衡可能会导致许多慢性炎症性疾病，例如非酒精性脂肪肝、心血管疾病、肥胖、炎症性肠病（IBD）和类风湿性关节炎等。适量补充富含欧米

[一] Relationships of eating competence, sleep behaviors and quality, and overweight status among college students. Quick V, Shoff S, Lohse B, et al. Eating behaviors, 2015（19）: 15-19.

[二] The effect of nocturnal "meat" versus "vegetarian" dinners on sleep quality and daily functioning. Amit G, Simona S, Nohar S. Sleep & breathing= Schlaf & Atmung, 2021, 25（1）: 471-477.

伽 -3 的鱼油、蓖麻油、紫苏油可以降低欧米伽 -6 和欧米伽 -3 的油脂比例，在很多实验中都观察到了人的睡眠质量因此改善，尤其是阿尔茨海默病患者[一]。

5.6 蛋白质

日本的一系列研究指出，睡眠紊乱和饮食有密切关联[二]。多个实验中观察到，在男性群体中，蛋白质摄入量过低和过高都会导致睡眠质量差，适量摄入蛋白质最科学。但蛋白质摄入量对正常成年女性没有明显影响，所以在饮食方面女性没那么敏感。

"睡前喝牛奶"这句广告词深入人心，牛奶作为"饱含争议"的饮品，是否有益人类健康还没有定论。如果只考虑其对睡眠的影响，大量科学实验表明在日间挤出来的牛奶对于睡眠没有明显促进效果，除非是夜间挤奶产生的"夜间牛奶"，该特殊牛奶的确含有更高剂量的褪黑素和血清素，这两者不论从原理上还是实验结果上都明显有助于睡眠。不过，我在国内并未看到任何渠道出售"夜间牛奶"。普通牛奶不仅不能促进睡眠，人反而可

[一] Essential fatty acids preparation（SR-3）improved Alzheimer's patients quality of life. Yehuda S, Rabinovitz S, Carasso R L, et al. Int J Neurosci, 1996（87）: 141-149.

[二] Associations of Protein, Fat, and Carbohydrate Intakes With Insomnia Symptoms Among Middle-aged Japanese Workers. Tanaka E, Yatsuya H, Vemura M, et al. Journal of epidemiology, 2013, 23（2）: 132-138.

能因为睡前摄入液体过多，导致夜晚起夜上厕所而中断睡眠，降低睡眠质量。

氨基酸是蛋白质的主要组成部分，自然界中有数百种天然氨基酸，其中大部分可以在人类饮食中找到。在过去的几十年里，有大量关于氨基酸对睡眠健康和失眠的作用的研究。

这其中被炒作得最火热的就是 γ-氨基丁酸（GABA），各种媒体都在报道 GABA 对睡眠的益处。GABA 是大脑中主要的抑制性神经递质。我们的运动神经回路经常释放 GABA 来抑制不必要的肌肉运动。实际上，乳酸菌或酵母发酵的食物里面都含有较高水平的 GABA，人体也可以根据需要自动合成谷氨酰胺再转化合成 GABA，不论直接补充 GABA 还是谷氨酰胺在科学上都没有证据表明能被身体吸收利用。所以现阶段，更多的是交"智商税"的保健品。

还有一种已被证明对睡眠有益的氨基酸是色氨酸，是身体合成血清素的基础原料，而褪黑素又是色氨酸的重要代谢产物。现有实验已证明睡前补充色氨酸（1 克或更多）会增加困意、减少睡眠潜伏期、提高睡眠效率，尤其对轻度失眠的人群有效。而儿童白天在食物中摄入色氨酸后会更加清醒。色氨酸广泛存在于南瓜子、豆类、火鸡肉、奶酪、红肉等食物中，普通人会在食物里自动摄取足量色氨酸。因为其复杂的药理机制，不建议作为补剂服用。

5.7 维生素

蔬菜和水果是人类摄入天然维生素的主要来源，缺少维生素会导致人失眠和睡眠质量下降。维生素 E 有抗氧化能力，可改善红细胞膜流动性和减少红细胞溶血，增加夜间睡眠效率和质量，但维生素 E 摄入过量也有严重副作用，所以不必单独补充。虽然缺乏维生素 D 会导致睡眠障碍，包括睡眠质量差、睡眠时间短和嗜睡[⊖]，甚至加重阻塞性睡眠呼吸暂停综合征，但人体可以在太阳下合成维生素 D2 和 D3，或者从鱼油等食物中获得，所以多晒太阳是好的方案。维生素 C 已被证明可以保护大脑免受睡眠不足造成的记忆力损失，天然维生素 C 的获取来源很多，且没有过量风险，服用维生素 C 补充剂也是安全有效的。其他类别的维生素对睡眠的影响都存在争议，而且大部分维生素摄入过量都会导致代谢负担，所以日常不用专门补充，多吃新鲜水果和蔬菜就好。

水果和蔬菜还是很好的膳食纤维供给，但注意千万不要榨汁喝，这样纤维全都被破坏了，水果只剩下果糖，变成了高浓度糖水，并不利于健康和睡眠。现有的研究发现睡前吃酸樱桃和猕猴桃有一定睡眠促进作用。猕猴桃可以提高人的抗氧化能力和体内血清素与叶酸浓度，睡前 1 小时食用 2 个猕猴桃似乎可以改善有

⊖ The Association between Vitamin D Deficiency and Sleep Disorders: A Systematic Review and Meta-Analysis. Gao Q, Kou T, Zhuang B, et al. Nutrients，2018，10（10）.

睡眠障碍的患者的睡眠，也可能改善健康人的睡眠。而酸樱桃已被证明可以改善睡眠质量并增加体内褪黑素的浓度，增强人的抗炎特性。不同樱桃品种对于人体分泌褪黑素的刺激不同，酸一些的更有益[⊖]。

⊖ Effect of tart cherry juice（Prunus cerasus）on melatonin levels and enhanced sleep quality. Howatson G，Bell P G，Tallent J，et al. European Journal of Nutrition，2012，51（8）：909-916.

6

各种睡眠方法解析

对于哪种睡眠方法最好，我们首先需要搞明白人类正常健康的睡眠模式。根据动物一天 24 小时内睡眠连续性的不同，人类和动物的睡眠可以分为：一次睡够、分两次睡觉、分多次睡觉，以此对应专业术语，单相睡眠（monophasic sleep）、双相睡眠（biphasic sleep）、多相睡眠（polyphasic sleep）。科学上把睡眠的次数和时间叫作睡眠相位（sleep-phase），根据睡眠的次数不同，就形成了不同的睡眠模式（见图 6-1）。

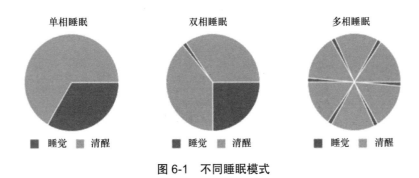

图 6-1 不同睡眠模式

白天工作，晚上睡觉，是绝大多数人采用的睡眠方式，也就是前面所说的单相睡眠，这种一天单次的睡眠意味着每 24 小时只需要睡一次就足够支撑一整天的活动，这是只有人类和灵长类动物的成年群体才有的强大技能。而绝大多数动物需要一天睡好几次，这种睡眠模式就是多相睡眠，一会儿醒一会儿睡。日常生活中最容易观察到的就是狗和猫等宠物，我们总能在白天看到它们慵懒睡觉的样子。这种睡眠方式一是为了防御各种天敌；二是因为它们的大脑控制睡眠的能力更弱，无法长期保持睡眠状态；

三是因为以食肉为主的动物新陈代谢率高，需要很多睡眠时间，不得不利用一切可能的机会多睡觉（最容易观察到的就是猫和狗）。而食草动物则因为食量很大，在一天中需要大量的进食时间，所以我们看到的动物基本要么在捕食、进食，要么在睡觉。

人类从在子宫里一直到出生后的幼年期，都是多相睡眠，一天需要睡好几次，这是因为幼儿期新陈代谢率非常高，所以需要通过更多的睡眠来平衡体内的高速生理活动。不过，幼儿期睡眠是身体的主要功能，醒来进食也是为了获得更好的睡眠。一旦人类大脑发育达到一定阶段就可以通过强大的神经系统在白天保持清醒，从而实现一夜睡够。

单相睡眠是灵长类动物大脑长期进化后，特有的先进性表现，通过整块的睡眠来提高睡眠效率和质量，不仅可以帮助增加白天的警觉性时长以应对天敌，还可以提高耐力。同时整块的睡眠还可以增强大脑的思维能力、增加激素分泌和加速清除代谢废物、延缓身体的衰老、延长寿命。

从进化学的角度来看，整夜的单相睡眠是人类等灵长类动物好不容易进化出来的特殊技能，非常宝贵。从睡眠周期角度来看，单相睡眠是哺乳动物效率最高的睡眠方式，所以各种违背单相睡眠的睡眠方法从本质上来说就是错误的。简单说就是，它们违背了决定睡眠的三大机制（见图6-2）中的每一个要素，既不和昼夜节律匹配，也不满足白天持续清醒和夜晚一次睡够的高效率代谢机制。

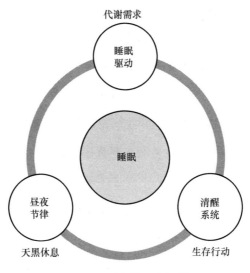

图 6-2　睡眠的三大机制

6.1　如何利用好小睡和午睡

在某些炎热地区，比如地中海沿岸、中东和拉美，成年人都喜欢午睡，因此在 24 小时中包含夜间睡眠和午睡两次睡眠期，这种睡眠方式就是前面所说的"双相睡眠"。

虽然也有环境因素，但午睡不是人类必需的，午睡更多的还是习惯。午睡源自高温地区，随着该地区人口的迁移传播到了一些温带地区，但这一习惯还是主要集中在气温偏高的地区。在这些国家或地区，特别是日间温度较高的地方，午睡是一个错开午后高温时间的普遍习俗。午后高温时间如果进行活动会有中暑风险，且效率低，此时正好小憩恢复体力，把精力留到降温后多活动一些，这是一种非常好的应对方案。午睡在整个地中海和南欧、东南亚很普遍，在中国人、印度人、南非人、意大利人、西班牙人以及南美西班牙裔人群聚集的部分地区都很常见。短时间的午睡的确可以使人快速恢复状态并强化认知功能和减轻压力，但前提还是晚上有足够长的整块睡眠时间保证睡眠质量。

正如我们在讨论睡眠周期的 N3 阶段时提到的一样，除非你能午睡 90 分钟以上，否则白天打盹儿尽量不要超过 20 分钟。正常人只需睡 20 分钟即可恢复精神、增强表现和改善心情。你回忆一下午间小憩的经历，是不是从 20 分钟的小睡中醒过来是很容易的，大脑也很容易清醒，你也能够快速投入到下午的工作中，这就是因为短时间的小睡使你仍旧处于非快速眼动睡眠（NREM）的初期 N2 阶段。

但如果睡 30 ~ 60 分钟，你很可能就进入了 N3 的深度睡眠阶段，如果你在这个睡眠阶段被叫醒，就容易犯迷糊且烦躁。回想一下，除了早上被叫醒不舒服以外，你可能也记得某个下午，你正睡得酣畅，被突然震动的手机铃声打断睡眠的崩溃感。这种一段时间内变得反应迟钝、闷闷不乐和脾气暴躁的情绪现象，通常叫作起床气，科学叫法为睡眠惯性，是指睡醒后立即出现的认知和感觉运动功能受损的生理状态。因此将打盹时间控制在 20 分钟内，可以最大限度缓和神经内分泌状态变化的过程，小睡一下有利于增强人在白天的精神和力量表现。

如果你有机会能够在白天睡 90 分钟，那么你的身体应该有机会经历一个完整的睡眠周期，即从最轻的阶段进入最深的睡眠阶段，然后再返回一次，这样你就有可能感觉醒来焕然一新，并获得额外的睡眠奖励，比如短时间内更好的记忆力和创造力。但是，除了特别疲劳、天气炎热或一些特殊情况根据身体需求来打盹之外，我并不建议日常中大家白天睡超过 30 分钟，因为这很可能导致你晚上到点不想睡觉进而失眠，或者打乱你的体内生理节律。当然，对于年纪大的人，晚上睡眠质量不佳，通过一个小时左右午睡来补觉，也是可行的方案。

除了南欧、南美洲和部分热带地区，其他地区的快节奏生活基本不允许大家午睡这么久，那么午后小睡 5 ~ 30 分钟足矣。白天小睡的确也是非常好的快速恢复方式，远比喝咖啡有效。当然，对于大多数人来说，即便没有午睡也并不会有太大问题，虽然午睡的确有用，但并不是必需的。困意过去之后，不会影响下午做事的效率，毕竟人类已经进化出白天无须睡觉的能力。

但要注意的是，已经失眠的人尽量不要午睡，多积累疲劳的睡意，有利于晚上准时入睡。清醒超过 6 小时人就容易感到疲劳，因此除了中午 12 点到 14 点之间有很强的睡意，傍晚 17 点到 18 点也是一个生理上的睡眠驱动强烈的时间段。对于倒时差和失眠的人来说，傍晚是尤其需要注意不要睡着的。

6.2 一天分两次长时间的睡觉不如一次睡够

如果晚上睡 5 小时，白天睡 3 小时，这种分成两次睡的方法行不行？虽然有媒体总结人类睡眠周期平均是 90 分钟一次，但实际上睡眠周期并不是一个有固定时间长度的周期，而是从 30 分钟到 120 分钟不等。同时，睡眠过程中不同阶段的作用也是大不相同，睡眠前期以慢波深度睡眠为主，而后期则以梦多的快速眼动睡眠为主。我们的大脑安静下来需要时间，彻底感觉睡眠环境安全又需要时间，好不容易进入深睡后才会转换到后期的快速眼动睡眠。如果睡眠中途被打断，再次进入安稳的睡眠至少需要 15 分钟。如果在快速眼动期被打断，恢复到快速眼动至少需要 30 分钟，很多时候甚至需要 1 小时，睡眠前期的准备时间都浪费了。

如果分多次睡觉，比如将 8 小时分成两次 4 小时，那么这两次睡眠都会更多停留在睡眠前期，也就是说以慢波深度睡眠为主，缺少非常重要的快速眼动睡眠。要想让快速眼动睡眠达到同样的时长以便达到同样的睡眠质量，分两次睡眠可能需要每次 4.5 ~ 5 小时左右，合计 9 ~ 10 小时，效率会大幅下降。

图 6-3 是美国国立卫生健康研究院给出的健康成年人的睡眠图，很好地说明了上述观点（见图 6-3）。

可以看到，标准的人类睡眠时间 8 小时内有 5 个睡眠周期，进入了 5 次快速眼动睡眠，而且越往后面快速眼动睡眠持续时间

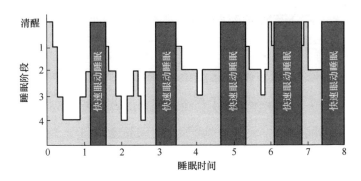

图6-3　一个健康的成年人的高质量睡眠周期图

越长，睡眠生理变化周期转换越快，完整睡眠周期越多，睡眠质量也就越高。拆开分两次睡，每次都需要重新入睡并在稳定后再进入快速眼动睡眠，可能需要9～11小时才可以获得同样高质量的快速眼动睡眠。所以8小时睡眠是效率最高的，快速眼动睡眠正好能在最短的时间完成所需的累计时长。

某些流行读物里提到的每90分钟一个固定睡眠周期是有误的，人类睡眠周期的时间不是固定的，并不是8小时一定有5个周期，每个周期循环情况和对应的主要功能也都是不一样的。总的来说，一次睡够8小时以上是最佳方法。

简单总结，如果是1小时以内的午睡或白天小憩没有问题，但如果把睡眠分成两大块时间则非常不好，效率很低。对于上夜班或必须熬夜的人群，实在没办法的话也尽量缩短下午的睡眠时长，尽量把睡眠集中到一个时段，不要分成两次睡。

6.3 达·芬奇睡眠法对人体非常不利

近年网上一直有人炒作达·芬奇睡眠法，这是一种将人类习惯的单次睡眠过程分散成多个睡眠期，以满足特殊的作息时间，被宣传为可以减少睡眠时间提高效率的极端睡眠方式。传说"无所不能"的达·芬奇为了有足够的时间发明创作，每工作 4 小时睡 15 分钟来节约时间提高效率，一天只需要睡 1.5 小时左右，有人以他的高效秘诀来传授"达·芬奇成功学"。

达·芬奇睡眠法属于多相睡眠中比较极端的一种，这种睡眠法中的最高级别被称为"Uberman"，在 24 小时里可以打 6 次盹，每 4 小时睡 20 分钟，以达到每 24 小时睡 2 小时的总目标睡眠时间；而中级的"Everyman"，夜间睡眠 3 小时，加白天 3 个 20 分钟的小睡，一天总共睡 4 小时；还有一种入门方式，是在黄昏后、黎明前和下午的睡眠时间，每 24 小时总共睡 4 ~ 5 小时。不论怎样，达·芬奇睡眠法的目标都是尽量少睡觉来增加白天的工作时间。

波兰记忆和睡眠专家派奥·沃兹涅克博士在其论文《多相睡眠：事实与误区》中称，至今未有确切资料证实达·芬奇是多相睡眠者，反而有很多不支持他是多相睡眠者的证据：达·芬奇所处的文艺复兴时期没有电灯和丰富的夜生活，人们习惯日出而作，日落而息，根本不可能熬夜研究，只可能早起早睡。针对多相睡眠法支持者认为许多名人也采用此种方法的言论，沃兹涅克对拿破仑等人进行考证，发现他们都没有多相睡眠的习惯。但网上宣称多相睡眠的名人名单越来越长，很明显宣传多相睡眠的人大多是为了商业目的杜撰了这些名人故事。

美国国家睡眠基金会在 2021 年 6 月出了一篇报告，名字就叫《多相睡眠模式对成年人的负面影响报告》[⊖]。为了完成该报告，科学家小组筛选了 4 万多篇相关研究论文，然后认真阅读了其中 2023 篇，并重点引用了其中 22 篇相关论文，非常具有警示性。审阅小组一致认同：

1）科学证据不支持多相睡眠时间表的好处；

2）多相睡眠时间表和昼夜节律、现代生活方式的节律不一致，会导致睡眠不足、身心健康损伤以及表现下降；

3）努力减少每日睡眠总时间的多相睡眠对白天的表现、情绪和健康会产生严重的不利影响；

4）完全不推荐。

从科学角度来说，正如我们前面所讲到的，人类在晚上的单次长时间睡眠，越睡到后期快速眼动睡眠效率越高，快速眼动睡眠时间持续越长，只有足够长时间的整块快速眼动睡眠才能保证高质量的睡眠，完成睡眠的生理代谢功能。入睡后的第一个睡眠周期平均需要 70 ~ 100 分钟，其中只有几分钟到十几分钟的快速眼动睡眠。而自然睡醒前的最后一个周期通常为 120 分钟，其中

⊖ Adverse impact of polyphasic sleep patterns in humans: Report of the National Sleep Foundation sleep timing and variability consensus panel. Mattew D. Weaver, Tracey L. Sletten, Russell G. Foster, et al. Sleep health, 2017, 7（3）: 293-302.

平均包含 50 分钟的快速眼动睡眠。因此分割出多次睡眠，从效率上来讲是非常差的。因为获得的快速眼动睡眠越少，记忆和学习能力下降速度就越快，工作、理解、沟通能力在不经意间每况愈下。

许多医学研究者和脑科学家都表明多相睡眠对身体健康有很大危害，特别是如果每次睡眠时间达不到 90 分钟的话，人类无法进入深度的慢波睡眠，达不到 4 小时以上也会缺失对大脑极重要的快速眼动睡眠。同时睡眠周期缩短，还会导致人体生理时钟被严重干扰。

达·芬奇睡眠法比普通多相睡眠更加极端，按照最早宣传的每四个小时一次 15 分钟睡眠进行休息，人还停留在浅睡眠 N2 阶段就被叫醒，在每次睡眠中都不可能完成一个睡眠周期，没有进入深度的睡眠状态，换句话说其实就是根本没有真的入睡。达·芬奇睡眠法实践者每次都在 N1 或 N2 的浅睡眠阶段被叫醒，由于睡眠没有进入 N3 深度阶段，睡眠状态没被锁定，人不会有睡眠惯性，因此打了盹在清醒后的短时间内也不会感到太困。真用这种方法，一个人两天后就会感到精疲力竭，大脑无法正常运转。所谓达·芬奇睡眠法实际上是最大限度地欺骗大脑神经系统，但实际上大脑既没有进入深度睡眠，也没有进入快速眼动睡眠。它以损坏免疫系统和神经系统为代价，结果就是加速死亡。

不仅有许多亲身体验的网友们抱怨此方法无效，大量科学实验也显示，这种方式仅在短期的急迫前提下有效，以短睡来延续最基本的身体机能，很快又会再度疲劳且精神不济，导致打瞌睡频频或睡过头等问题出现，不可能长期用此方法保持最佳状态。

有的人声称老年人很难保持单次长时间睡眠，这是人类再次回到多相睡眠的表现，其实是错误的。这并不是多相睡眠需求的表现，而是人的健康状况下降后大脑无法控制使睡眠保持在高质量睡眠状态的表现。75岁以上的老年人的深度睡眠可能会完全消失，剩下的只是浅度睡眠。研究发现，老年人的快速眼动睡眠比青年人和中年人少得多，虽然他们的睡眠时间可能更长，但是实际睡眠质量比年轻人更差。由于老年人的睡眠经常在清醒和快速眼动睡眠阶段之间徘徊，缺少完整的周期循环，因此缺少深度睡眠，导致睡眠周期碎片化。也就是说他们的慢波睡眠或深度睡眠比年轻人少，导致睡眠质量下降，一觉醒来后大脑的恢复不如年轻人。

成年人如果自然产生多相睡眠，除了衰老和睡眠质量太差以外，一般都是由不规则的睡眠 - 觉醒综合征引起，这是一种罕见的昼夜节律性睡眠障碍，通常由神经系统异常、头部受伤或痴呆引起。

总之，**单次长时间睡眠模式是人类和灵长类动物长期进化后在自然界中较高级的睡眠模式，其睡眠效率和睡眠质量都远超普通动物的多相睡眠模式**。在夜晚单次长时间睡眠的基础上，增加白天打盹，对于快速消除疲劳和恢复脑力有一定帮助，但不是必需的晚上的高质量充足睡眠对于白天保持清醒足矣。违背基本昼夜节律的睡眠方法，必然是不靠谱的。

6.4 R90 睡眠法不靠谱

正如前面多次提到的，人的睡眠周期并不是固定的，而且睡眠前期和后期的睡眠状态截然不同，前期以慢波睡眠为主，后期以快速眼动睡眠为主。一般健康人睡 8 小时平均有 6 个周期（小周期有 10 个左右）。大部分正常人入睡后的首个周期大约为 90 分钟，后期大约为 30～120 分钟一次，根本不存在人的睡眠周期是固定 90 分钟的说法。人起床的最佳时间，在大多数情况下并不能够以 90 分钟的倍数来计算。

所以，按照 90 分钟一个周期去设置闹钟也是很不合理的，因为闹钟很可能在快速眼动睡眠期间响，打断你做梦，导致你有起床气并恢复缓慢。人最佳的苏醒时间是在浅睡眠期或者说 N2 阶段，而这个阶段每个人每次的苏醒窗口期都不一样，人在快苏醒之前会在 N2 和快速眼动睡眠两个阶段切换，这中间会有很多窗口期出现。这也是人类和哺乳动物进化出的能力。最好的苏醒方式是自然醒，一般人会在睡了 7.5～8.5 个小时后醒来，在作息规律的情况下基本是不会晚起的。如果你一定要用闹钟，可用专业的睡眠 APP 在窗口期唤醒你。

以 R90 为基础的多相睡眠法，和前面所述的其他睡眠法一样是不靠谱的。即便我们把一天的睡眠分为 5 次多相睡眠，每次睡 1.5 小时，那也只不过是在持续重复睡眠的前期慢波睡眠，很难让身体进入后期的快速眼动为主的睡眠。5 次下来，快速眼动睡眠也不可能达到 60 分钟，远低于连续睡一整晚可以达到的 90 ~ 120 分钟的快速眼动睡眠，很多生理功能根本得不到恢复，即便身体功能正常，大脑功能也会下降。一次睡够 8 小时是灵长类动物进化后才拥有的独特的整晚持续睡觉技能，不要把睡眠分成一天几段睡，那样的睡眠很低效，你很难进入后期的快速眼动睡眠，这会导致很多严重疾病和心理问题。

6.5 黄金 90 分钟睡眠法并不科学

黄金 90 分钟睡眠法认为睡眠的前 90 分钟是最重要的"黄金时段"，只要前 90 分钟睡好了，就会精神饱满，甚至可以不用睡够 8 小时。

首先，90 分钟这个说法就不准确。第一个周期可能不是 90 分钟，可能在 1 ~ 2 小时之间，90 分钟只是平均数。不同的人的第一个周期所需时间不同，也就不存在 90 分钟这个准确定义了。而"黄金"说法更是断章取义。普通人能快速入睡，并有一个好的开头，肯定对整体睡眠是非常有益的，这是常识，但并不是说前 90 分钟就是整个睡眠过程中最重要的。现在科学界普遍认为前期的深度慢波睡眠和后期的快速眼动睡眠同等重要，甚至部分科学家认为后期反而更重要。

如果睡眠的第一个周期被干扰，可能很难安稳地进入接下来的第二、三、四、五个周期，很多时候要花更多时间才能进入后面的睡眠周期。睡眠前期质量好睡得沉，但后期质量一般容易醒，也是很常见的。有很多年轻人处于前期入睡困难，但一旦睡着了睡眠质量就不错的状态。所以"黄金"和"90分钟"这两个定义都不准确，放在一起就更不靠谱了。

对于大部分人来说，可能睡眠后期更重要。尤其睡眠后期的快速眼动睡眠和大脑处于西塔波的状态，对于情绪控制、程序性记忆、空间识别、降低阿尔茨海默病发病率都有直接影响⊖，简单总结就是后期睡眠质量不好对神经对于信息与运动的整合能力会下降。

对于患有睡眠障碍或抑郁症的人、睡前喝酒的人、容易提前醒来的人（比如老年人），还有睡前看亮度较高屏幕的人（尤其是对着电脑打游戏的人），他们往往是前两个周期睡眠质量比较高，而后期以快速眼动睡眠为主的睡眠期变得非常差，整个睡眠质量也不好，黄金90分钟就更无意义。而反过来，在前两个以慢波睡眠为主的睡眠周期，睡眠质量不好的人，反而可以在以快速眼动睡眠为主的后面几个周期有较稳定的睡眠状态。

黄金90分钟对于睡前看电视、用电脑或打游戏的一群人更不适用。2005年秋田大学医学院公共卫生系曾经发表过一个实

⊖ A daytime nap containing solely non-REM sleep enhances declarative but not procedural memory. Tucker M A，Hirota Y，Wamsley E J，et al. Neurobiology of learning and memory，2006，86（2）：241-247.

验报告[一]，发现电脑屏幕越亮对于睡眠后期的快速眼动睡眠影响越大，和快速眼动睡眠关联的西塔波也更少，睡眠潜伏期也会更长，但是睡眠前期的慢波睡眠质量却并不会明显降低。

另外，入睡后的第一个 90 分钟睡眠良好，后期快速眼动加速睡眠期中途短暂唤醒或惊醒，轻则中断快速眼动睡眠状态，重则可能会导致整个睡眠中断无法快速恢复睡眠；这种情况与白天无法好好调节情绪有关，尤其是与长期抑郁有关。碎片化的快速眼动睡眠，不完全等同于夜间惊醒现象，只能通过设备监测发现，并且现有研究已经发现快速眼动睡眠的碎片化和快速眼动睡眠的密度降低都可能降低睡眠质量。提高快速眼动睡眠质量，早点睡觉，避免在后半夜被车辆、噪声、光线等干扰打断，可明显改善抑郁等不良情感障碍。反之，如果长期快速眼动睡眠质量不佳，会加剧不良情感障碍。

6.6 长寿者的睡眠方法

其实每个人都会随自己的成长和环境变化，培养自己的生活习惯。人类以前基本都是遵从大自然，日落而息，日出而作。自从工业革命以后，人类的生存环境被彻底改变了。

[一] Effects of playing a computer game using a bright display on presleep physiological variables, sleep latency, slow wave sleep and REM sleep. Higuchi S, Motohashi Y, Liu Y, et al. Journal of sleep research, 2005, 14（3）: 267-273.

迄今为止有完整有效出生记录的世界最长寿者——珍妮·路易斯·卡尔曼（Jeanne Louise Calment；1875 年 2 月 21 日—1997 年 8 月 4 日），她活了 122 岁又 164 天。这位法国老奶奶的生活习惯，我个人觉得非常值得借鉴。

她的腿脚一直都特别好，是一个热爱运动的人。在 85 岁那年她开始学习击剑，日常出门都是靠走路和骑车。大约 100 岁时，她的腿骨折了，但她也很快康复了。虽然从那个时候开始她停止了骑车，但她直到 114 岁还能四处行走。她的记忆力和大脑思维能力也保持得很好。虽然她从 21 岁开始吸烟直到 117 岁失明后才停止，而她也只是每天午饭后抽一根，而这个习惯导致她有咳嗽和心脏虚弱的问题，如果她不抽烟说不定还能活得更久。她一生中没有得过重大疾病，从未吃药、打针，从来没去过医院。

尽管她的家人和子女都陆续离她而去，她在 88 岁那年成了孤家寡人，但她还是保持规律的生活习惯。她一辈子都固定每天 6:45 起床，起床后祷告 10 分钟，感谢上天赐给她生命，感恩让她获得幸福，并期待一天的美好生活将要开启。然后她开始做一些简单的有针对性的运动训练，即便在腿脚失灵后，她仍然坚持在轮椅上戴着耳机做伸展运动。运动之后吃早餐，喝一小杯咖啡提神，再喝一杯牛奶，吃一些饼干和面包。

在大约 8:30，她出门买菜准备一天的食物。虽然她骨折进入养老院后无须自己做饭，但这种固定日程从未改变。即便在养老院，开始吃午饭之前，她也会清洗并准备自己的玻璃杯和餐具。

家务活也是一种运动，可以训练手脚协调能力和大脑控制力。她每天还要往返走路爬上一个位于高台阶上的教堂，作为日常运动。午餐时她偶尔会喝一小杯波特酒，饭后抽一根烟，这两样是她仅有的恶习。因为她没有在下午和晚上抽烟喝酒，这对睡眠也不会产生太大的负面影响。

她每天下午都会吃自己做的水果沙拉，她也很喜欢巧克力。午后，她会先在躺椅上睡两个小时，然后去养老院拜访邻居，告诉他们头一天在广播中听到的新闻。找其他老人聊天，保持正常的社交，每天能和朋友们聚聚是令人开心的事情，这一点非常有利于保持心理健康。

夜幕降临时，她会开始吃晚餐，听收音机获取新闻，了解外面的世界；她也会和朋友们玩玩填字游戏。睡前她更喜欢用湿毛巾擦身体，而不是每天淋浴，这样可以防止心跳加快血压升高，有利于入睡。晚上 10 点她准时上床睡觉。

我们讨论珍妮·路易斯·卡尔曼的作息的目的是为了说明，睡眠健康本质上就是健康的一部分，正如我们前面所说，睡眠更多时候是一天活动的结果，建立良好的行为习惯才是关键。我总结珍妮·路易斯·卡尔曼的健康习惯：

• 主动性强，性格独立，用积极心态面对生活中的一切问题，乐天行动派。

• 有规律的体育活动（她骑自行车一直到 100 岁；110 岁之后每天早上还锻炼；每天步行并爬台阶往返教堂直到 108 岁；无

论何种天气，每天去离家 1 千米的墓地祭拜家人；在家居住时每天爬楼梯上下公寓）。

- 每天静心冥想（腿骨折之前她都去教堂祈祷，住在养老院后她对窗祈祷）。

- 做有规律的复杂活动（她会弹钢琴；爱学习和发现；听新闻关注外界变化等）。

- 健康饮食（她爱吃橄榄油、大蒜和炖肉，每天自制香蕉水果沙拉，每顿饭后再吃巧克力等等）。

- 早上喝小杯咖啡提神，白天不再使用任何提神的用品。

- 非常少量的烟酒摄入且只限中午，保证下午和晚上神经不受干扰。

- 晚上不看任何屏幕，没有蓝光刺激。

- 每晚有 8 小时 45 分钟的睡眠时间，22 点准时上床。

- 午睡两小时，满足老年人的更多睡眠需求。

- 冬天不使用暖气，让身体适应四季的变化。

7

昼夜节律、作息
对睡眠的影响

2017 年的诺贝尔生理学或医学奖获得者发现，在不同的大脑区域和身体部位有局部的生物钟，而这些独立的生物钟会反映到你的基因、新陈代谢和其他生理活动中，以保证人体按照昼夜交替的方式运行。这些独立的节律并不能控制整个身体的运转，但是如果我们的外部昼夜信号输入有误的时候（比如没有阳光的时候或极昼极夜情况），它们可以持续运转。这足以说明我们的昼夜节律是多么强大，其可以在失去外部信号的情况下持续运转。

虽然人体有独立的生物钟，但这些生物钟只有在与昼夜节律和睡眠节律吻合时才能发挥最大的生理作用。可能你也知道我们整个大脑都浸泡在脑脊液（CSF）中，脑脊液一直延续到我们的脊椎里。脑脊液会稀释来自神经元活动的代谢物并将其从大脑中清除，它的产生和吸收是动态的，是维持大脑稳态的核心。脑脊液主要由脉络丛（CP）分泌产生，而脉络丛拥有大脑最准确的生物钟，所以脉络丛的生物钟直接影响着大脑和淋巴系统中代谢物的清除。该生物钟有助于脑脊液的定时产生，它与睡眠时间的同步可以最大限度地提高清除效率，并有助于预防各类神经退行性疾病，如越来越高发的阿尔茨海默病、渐冻症等⊖。

昼夜节律的生物钟和睡眠是两个动态关联的生理系统，是生理学的基础，两者在匹配时有助于使我们的行为和表现达到最

⊖ Strong Circadian Rhythms in the Choroid Plexus: Implications for Sleep-Independent Brain Metabolite Clearance. Myung J，Wu D. Neuroscience Insights，2018.

佳状态[⊖]。在太空执行任务时，宇航员处于一种没有昼夜节律的状态中。生物钟和睡眠会随着空间环境的变化而变化，从而降低生理机能、运动能力和思维能力。所以，为了保持体内生物钟持续按照 24 小时的昼夜节律运行，宇航员需要安眠药和光照治疗。

7.1 如果我们在没有光线的黑洞里不按昼夜节律作息，会怎样？

如前所述，为了在地球上生存我们必须跟着昼夜节律走，我们进化出了很多功能就为快速适应环境。我们的细胞本身也有内在的节律，一般是比 24 小时长 10～20 分钟。人的内源性节律本来也不是 24 小时的，而是 24.5 小时左右。总体而言，在没有外界环境提示的情况下，人类的确可以保持体内节律。现有的实验证明，女性的节律更容易延长，男性的节律控制能力更强，可保持在 25 小时，少数人可以做到持续 50 小时以上的节律（被称为"自由运行状态"）。

如前所述，我们绝大多数的正常人的内在节律略长于 24 小时，因此为了使人体内的节律与 24 小时精确同步，需要获得环

⊖ Keeping the right time in space: importance of circadian clock and sleep for physiology and performance of astronauts. Jin-Hu Guo, Wei-Min Qu, Shan-Guang Chen, et al. Military Medical Research, 2014（1）: 23.

境时间信号（zeitgebers），而这些信号中最重要的就是太阳光的明暗周期性交替。在没有外部时间信号提示（例如，视力正常的被试处于无阳光的环境中）或缺少光照（例如，完全失明的被试）时，昼夜节律会以非 24 小时周期"自由运行"，会出现暂时的节律紊乱。

因此，维持正常节律是一个动态过程，它取决于昼夜节律调节器通过接收相关环境时间线索的定期调整，尤其是太阳光中的蓝色波长光。因此，蓝光照射可能是改变昼夜节律系统和抑制褪黑素分泌的最有效光照。虽然对于哺乳动物的昼夜节律系统，神经节细胞的蓝光暴露很重要，但昼夜节律的光感受系统也可以接受其他波长的光线，比如足够强度的普通白光灯具也可以让人产生与蓝光相同的节律变化。总之，光线是动物最敏感的昼夜节律同步线索。

虽然在无外部光线提示下，你可以控制作息，但如果时间过长，你的生理节律就会出错，导致各种生理问题。为了了解太空和航天极端环境下的昼夜无节律对人类生理的影响，科学家对 1519 项相关研究中 18 篇关于长期暴露于全黑洞穴环境的课题[一]做了研究。在没有光线、时钟提示的情况下生物节律和地表状况完全不同。在所有实验的初期，研究对象的 24 小时节律时间很快与昼夜失同步。1968 年 Colin 等人的实验观察到，为期 6 个月

一　Human Physiology During Exposure to the Cave Environment: A Systematic Review With Implications for Aerospace Medicine. Zuccarelli L, Galasso L, Turner R, et al. Front Physiol. 2019（10）: 442.

的隔离研究开始时，男性参与者的周期都接近昼夜节律（25 ~ 27小时）。但隔离后仅 10 天，参与者一个周期的节律（指两次唤醒之间的时间）达到 45 ~ 50 小时，约等于变成了双昼夜节律。但随着实验的推进，慢慢地又回到了略微大于 24 小时的正常昼夜节律。

其他所有实验的结果都是被试在前期节律变长之后，在一段时间后恢复并保持内源性节律的同步。所以我们的昼夜节律短期看可以操纵，长期看是无法改变的，即便在全黑环境下如果没有其他外部压力，也会自动恢复到 24 小时节律。

但是现实中，问题往往没有那么简单，昼夜节律紊乱分为外源性原因（如时差、倒班工作、就寝起床时间不固定、药物等）和内源性原因（如大脑损伤、阿尔茨海默病、中风、心理问题、睡眠时相延迟或提前综合征等）两大类。

通常，人们的睡眠和觉醒时间不尽相同。有些人早睡早起，有些人晚睡晚起。只要人们能够满足下列条件，这种差异便不属于障碍：第一，当他们要在次日早上做某件事情时，可以醒来，前一夜也有充足的睡眠；第二，每天可在固定时间入睡和醒来；第三，在开始新的作息时间后的几天内，可适应新的睡眠和醒来时间。而真正的昼夜节律性睡眠障碍患者在不适当的时间入睡，而在需要睡眠时难以入睡，因为睡眠节律被破坏了。

延迟睡眠期障碍源于人们持续晚睡晚醒（例如，凌晨 3 点入睡，上午 10 点或者更晚醒来）。在青少年和年轻人中常见，由于性激素的影响和晚上结伴玩耍的偏好，他们更容易晚睡晚起，但和熬夜不同，他们即便想早睡也睡不着。**提前睡眠期障碍**在老年人中常见，他们睡得早醒得早。尽管他们尝试晚些入睡，但很难实现。**非 24 小时睡眠 - 觉醒周期综合征**很少见，睡眠 - 觉醒周期的长度固定，但超过 24 小时，每天延迟 1 ~ 2 小时，常见于盲人。

当然也有一些睡眠不好的情况并不属于昼夜节律紊乱。很多人可能就是失眠，如果睡眠时间与昼夜时间一致，并且没有症状负担或其他伤害性影响，那么就不算是昼夜节律睡眠障碍（CRSD）。

7.2 昼夜节律问题的一般性应对措施

在过去的 20 年中，科学领域发现了产生昼夜节律的细胞内蛋白质转录反馈机制，证明了我们的昼夜节律是在细胞层面的。现在已有充分证据表明哺乳动物的昼夜节律是在下丘脑视交叉上核（SCN）的神经元内产生的。视交叉上核的输出信号不仅调节睡眠和日常节律，而且控制着核心体温的节律和某些激素（如褪黑素和大脑兴奋剂皮质醇）的分泌。因此我们的身体有很强的节律纠正机制，以应对短期的节律失调。但是我们还是应该尽快恢复正常的昼夜节律。

基于昼夜节律原理，恢复正常节律的干预措施分为以下三大类。

（1）固定的作息时间表

强制自己使用和正常人一样的作息时间表，固定安排一些关键性事件，最好是群体活动，比如户外运动或开会之类的，可以防止自己犯困。

（2）通过光线调整昼夜节律相位移动（"重置昼夜时钟"）

白天多晒太阳，避免白天睡太久。强光照射已被证明可以产生强大的节律相移，即使是一般灯泡和电脑电视屏幕的中等强度光照也可以模拟日照提高人的清醒度。

（3）可以促进睡眠或清醒的药物

咖啡因等兴奋剂或褪黑素等安眠剂可用于缓解由昼夜节律错位产生的症状和与昼夜节律相位移动相关的睡眠剥夺。早上起来喝一点咖啡有助于快速清醒。对于褪黑素，尽量还是在医生指导下使用，因为服用褪黑素会减弱体内褪黑素的分泌能力，还是要慎重。

一般来说，让自己遵循固定的作息时间表，白天多晒太阳，建立各种睡眠健康手段，可以快速恢复正常的昼夜节律。当然避免白天睡太久，远离烟酒等精神干扰物质，也都是好方法。

上面说的都属于自身原因导致的节律紊乱，下面我们就**外部原因**导致的昼夜节律紊乱，具体说一下怎么应对。

7.3 长期上夜班黑白颠倒

长期夜班工作者会形成颠倒的作息时间表，而且他们一旦改变这种作息会让工作和生活更加困难。夜班工作者下了夜班回到家里很容易睡不着，这是最痛苦的事情，其实关键是要保持颠倒的夜班作息，躲避早晨的阳光。早上回家时可以戴上墨镜或深色护目镜来降低阳光的影响，白天尽量睡在较暗的卧室里，全黑不透光的最好。即便在休息日也不要在白天出门，因为我们的光敏感细胞很容易把节律快速同步到正常作息。

如果傍晚睡醒了，就赶快晒晒夕阳，或在夜班开始前接受连续或间断的强光照射，比如大的屏幕。在下班前 2 小时终止光照（避免回家后睡不着）。当然由于长期缺少阳光照射，偶尔还需要补充一下维生素 D。

避免夜班后疲劳驾驶，开车回家前先小睡一下，或使用公共交通工具。如果尽管采取了上述措施，但仍存在睡眠困难，可以找医生开助眠剂。

但是，夜班毕竟和昼夜节律违背，长期如此还是很影响健康状况，尽量在一段时间之后换回正常作息时间，换个岗位或者换个工作吧。

7.4 轮班工作睡眠障碍

轮班工作是一个术语，适用于范围广泛的非标准工作时间表（非朝九晚五），包括随叫随到的24小时待命、偶尔值夜班、三班倒，或者固定的长期上夜班。虽然大部分人都是白天工作，但实际上轮班工作很常见。如果你凌晨出门就会发现出租车、垃圾站、货运站、医院、快递公司和很多负责城市运行的部门都在运作。事实上，各国城市人口中约有1/5的人需要在夜间上班，其中女性多于男性。

轮班工作产生的睡眠障碍（SWD）属于职业病，而且很少有人去看医生调节这种昼夜节律障碍，一般来说会有1/3的轮班人员患有这种职业病。而且轮班的人一般都是经济基础较差的低收入人群，也没有办法辞职不干，只能忍受。

轮班工作导致的员工疲劳经常引发重大事故，两起最严重的人为灾害都是轮班人员睡眠障碍导致：1986年的切尔诺贝利核电站爆炸和1989年"埃克森·瓦尔迪兹"号油轮在美国阿拉斯加州威廉王子湾触礁导致漏油的事故。

除了昼夜节律紊乱导致白天接触过少阳光之外，有轮班睡眠障碍的人在非夜间睡觉时很容易被噪声、光线、紧急电话、焦虑情绪和其他因素打扰。如果不是长期固定夜班人员，其睡眠时间不断变化，也会导致严重的睡眠剥夺。

轮班工作人员还容易患长期失眠症，导致情绪紊乱或易怒，还很容易产生酒精和药物依赖。许多轮班工作人员的心理容易感到压抑，他们还会尝试通过酒精或药物自我治疗以改善睡眠。同时，男性轮班工作者的睾丸素分泌也会紊乱，导致性功能受损，尤其不利于生育。

轮班工作由于随机性太强，比上夜班对人的昼夜节律影响更大，对健康非常不好，轮班工作人员只能尽量保证睡眠时间相对固定，并尽量利用机会补觉。

对于夜班和轮班，我们可以通过采用以下方法减少其对睡眠的影响。

- 写睡眠日志（详见第 11 章第 1 小节）以帮助自己识别睡眠障碍并监测其进展。

- 减少夜班次数。上夜班的轮班人员应将夜班次数限制在五次以内，中间有休息日。若轮班人员上 12 小时轮班工作，应将夜班限制在连续四班以内。

- 如果必须上夜班，尽量上完就休 2 天，在家调整。

- 避免长时间轮班和过度加班。确保自己有时间睡觉，并参与家庭和社交活动。

- 避免长途通勤，这会占用睡眠时间。

- 避免频繁轮班。

- 在休息日获得足够的睡眠。制订睡眠时间表，养成良好的睡眠卫生习惯。不要在睡眠不足的情况下开始上夜班。

- 计划在上夜班之前或上夜班期间小睡。小睡可以提高夜班人员的警觉性。

7.5 时差导致的昼夜节律紊乱

跨时区旅行者倾向于采用目的地睡眠时间，以便落地就能快速适应，这种方法适合在目的地停留时间比较长的情况。最好的方法是在飞行前几天就提前调整睡眠时间表以及昼夜作息，以接近目的地的作息时间。

但是，如果你在目的地停留时间较短，比如 2 ~ 5 天，最好还是保留原来的作息时间表，这样身体更容易适应。

7.6 熬夜和晚睡晚起

长期熬夜会导致持续的晚睡晚起，这也叫作睡眠相位延迟障碍（DSPD）。如果习惯熬夜的夜猫子尝试早睡早起，遵循正常人的时间表，会出现晚上提前上床但入睡困难的情况。如前面提到过的，睡眠相位延迟在青春期非常普遍，但由于上学时间不会因人而异，提前早起上学可能会导致学生在课堂上睡觉，所以一般会对年轻人的学业产生负面影响。

导致睡眠相位延迟的原因，除了青春期的性激素分泌过旺以外，也可能是对于光线的敏感性更弱，导致身体调节到睡眠状态更慢，所以睡得更晚。

如果想要回归正常人的作息时间，严格执行正常的作息时间表就可以。起太早犯困的话，可以喝少量咖啡，尽早晒太阳，同时要控制午睡时间不要太长，15 点以后尽量不要睡觉，不要喝会导致人兴奋的饮料。

7.7 作息无规律，节律彻底混乱

一般是在全黑暗且没有时间线索的环境中（比如洞穴或实验环境中），人才可能会作息无规律，节律彻底混乱。盲人由于无法获得光线感知，这种节律紊乱对他们而言是比较常见的。对于正常人来说，把自己关在小黑屋连续打好几天游戏或持续刷剧才有可能产生这种情况，在明亮的屏幕前睡一会儿，醒一会儿的。人的昼夜节律紊乱后，代谢也会紊乱，整个人的精神状态会很差。不过正常的人只要接受阳光照射，出门多走走，严格执行昼夜节律，就可以调整到正常作息时间。

8

梦境和睡眠

8.1　人为什么会做梦

不仅人类会做梦，绝大部分动物也会，但是对于动物为什么会做梦，现在科学界还没有统一的解释。梦是一种主观体验，是动物在睡眠某些阶段产生的影像、声音、思考或感觉，无法自主控制，随机产生。虽然人们尚未真正理解梦的内容、机制和作用，但梦一直是人们感兴趣的话题，也产生了许多有关的科学猜想。

在科学定义中，睡眠是一种周期性、可逆转的接近无意识的自然状态，与冬眠、麻醉、昏迷有所不同。做梦主要发生在快速眼动睡眠期间，虽然慢波深度睡眠期间也会做梦，但主要还是睡眠后期的快速眼动睡眠期更多，此时大脑高度活跃、呼吸与心跳速度加快，有暂时性的肢体麻痹。人在快速眼动睡眠期间突然被叫醒约有 80% 可能回忆起梦境，在其他睡眠阶段中做梦也有可能，不过这时的梦并不真切也难以记住。

如果你观察在核磁共振机器上睡觉的人，到了做梦的快速眼动期间，你会看到这个人大脑里负责情绪调节和处理的前扣带回、杏仁核、下丘脑和基底前脑高度活跃，而涉及推理的额叶皮层活动水平降低。此时人的大脑没有太多逻辑性可言，这可能就是为什么梦通常是离奇的、没有意义的原因。此时肌肉处于麻痹的离线状态，可以防止一个人在睡觉时手舞足蹈地去"执行"自己的梦境（譬如防止人从床上摔下来伤害自己）。

有一种我比较认可的推论叫"**持续激活理论**"，该理论认为做梦是大脑激活和合成的结果，不同的大脑机制同时控制做梦和快速眼动睡眠。该理论认为，睡眠时做梦是通过巩固和增强这种方式来处理和编码记忆，将数据从短期记忆转移到长期记忆。梦是对短期内经历的视觉影像、声音、思考或感觉进行整理和归类以便永久储存，也就是说梦是白天活动在体验层面的一种代谢。如同电脑机械硬盘的碎片整理，有利于提高其性能。梦就是在体验碎片整理的过程中随机组合的非固定状态，属于缓存内的随机排放，所以人们经常会觉得梦很荒诞且毫无逻辑可言。而且也有研究证明，白天学习的东西越多，经历的事件越多，晚上睡觉的时间越长，这证明大脑需要更多时间去处理白天的信息。

在早期的心理学中，梦被认为是与潜意识联系的通道。梦的内容可能非常普通、正常，也可能是超现实主义的。梦可以有不同的主题，包括恐怖、魔法、冒险等。梦中发生的事件并不受做梦者的控制，除非是处于清醒梦中，做梦者会拥有自我意识。有时候，梦会让人产生创造力，或者给予人灵感，因为大脑处在完全不同的运转状态。有一个著名的故事是德国化学家凯库勒宣称梦见一条蛇，进而悟出苯环的结构式。不过他的说法也遭到很多科学家质疑。

在不同的时代，人们对梦的含义有不同的看法。在古代，人们普遍认为梦具有预言能力，是神明的暗示，但实际上我们的梦境基本不会脱离我们的认知和体验。而关于梦最出名的著作就是精神分析学派创始人西格蒙德·弗洛伊德出版于 1899 年的《梦的解析》。弗洛伊德发展了一套解释梦的理论，设计了许多规则来解释梦中出现的符号和主题。

8.2 老做梦是不是睡眠不好？

现有研究认为人只要睡熟了都会做梦，并且在每次睡眠中都会有很多不同的梦。因此，如果一个人觉得他没有做梦或者一晚上只做了一个梦，这是因为关于那些梦的记忆已经消失了，这往往也是人睡得比较深的表现。这种"记忆抹除"的情况通常发生在一个人自然地从快速眼动睡眠期经过慢波睡眠期而进入清醒状态。如果一个人直接在快速眼动睡眠期中被叫醒的话（比如被闹钟叫醒），他们就比较可能会记得所做的梦（并非所有发生在快速眼动期的梦都会被记得，因为快速眼动期之间会插入慢波睡眠期，这就会导致关于前一个梦的记忆消失）。

梦的长短不一，可能有几秒钟，也可能长达 20 ~ 30 分钟。随着睡眠进入后半夜，梦会变得长一些。正常人可能每晚做 3 ~ 5 个梦，有的人则会做高达 20 个梦。然而，大部分的梦都会立即或者在短时间内被遗忘。在 8 小时的完整睡眠中，大部分的梦发生在后期累计不到 2 小时的快速眼动睡眠期。

人类每晚都会做梦，做梦是常态。关键是为什么有些人能在醒来后记得做过梦，这说明他们在快速眼动睡眠期被唤醒了，否则不太可能记得他们做的梦。如果你总记得做了梦，证明睡眠被打断了，睡眠质量可能不好。一个高质量的完整睡眠，中途不应该被打断或唤醒，那么人醒来也就不会记得做过任何梦。

但是有几种特殊的梦境状态属于睡眠疾病，我们会在后面详细讲解。

8.3 清醒梦——知道自己在做梦

在大多数梦境中，做梦者都不会发觉自己在做梦，不管梦境如何荒诞古怪。原因也许是脑内负责逻辑和计划的前额叶皮质在做梦期间减少了活动，使得做梦者和梦更积极地进行互动，而不用思考会发生什么，所以在现实中看起来很突兀的事情在梦境里很自然。

清醒梦（lucid dream）是指一个人能意识到他正在做梦，并且还可以影响或控制梦的内容。这和电影《盗梦空间》描述的状态差不多。我在写这本书的时候做过一次令人印象深刻的清醒梦：我写书的时候睡着了，梦到自己在海边独自玩耍，然后躺在潜水区域的沙滩上睡着了。醒来发现海天一色，都是壮丽的红色晚霞，但自己踩不到海底，已被涨潮的水带着漂浮到了深水区，这可怎么办？在惊慌时刻，我发现自己的各种知觉都不灵敏，视觉也不是那么清晰，这肯定不是真的，自己是在做梦。于是告诉自己"我肯定在做梦，闭上眼再睁开肯定可以醒来，脱离危险"，这么操作了几次我真的就醒来了。

清醒梦跟白日梦不同，清醒梦是做梦者于睡眠状态中保持意识清醒，的确睡着了，白日梦则是做梦者于清醒状态中进行冥想或幻想，没有进入睡眠状态中。"清醒梦"一词是荷兰医生弗雷德里克·伊登（Frederik Eeden）在 1913 年首先提出的概念。在清醒梦的状态下，做梦者可以在梦中拥有清醒时的思考和记忆能力，部分人甚至可以使自己在梦境中的感觉与现实世界无异，但却知道自己身处梦中，清醒梦者亦能记起大部分清醒梦呈现的世界与情境。

认知科学家团队的实验发现，与正在做清醒梦的人可以建立实时的双向交流。在做梦时，他们能够通过眼球运动或面部肌肉信号有意识地与实验者交流，能够理解复杂的问题，且记忆功能可工作。这种清醒梦交互的方式可能是科学探索梦境状态的一种新方法，并且可以应用于学习和创造。也有研究人员认为，清醒梦不是一种睡眠状态，而是一种短暂的清醒或"微觉醒"。还有一些科学家则认为清醒梦是清醒和做梦的混合状态。但 Stephen LaBerge 的实验发现人们是在快速眼动状态下经历的清醒梦。

到目前为止，没有任何研究显示清醒梦会对人类生理或心理构成损害。很多人报告他们有过清醒梦，而且不少在童年时发生。清醒梦完全无法控制，很多实验试图改变、调节、操纵实验对象也无法获得清醒梦。人天生就会做清醒梦，几乎每天都会做，但是有时会忘记。对于清醒梦到底是怎么发生的，科学界还没有共识，所以也不算是一种睡眠障碍。

8.4 噩梦

噩梦也叫作恶梦（Nightmare），指人做的令人感到恐惧的梦，有时伴有胸闷气短等难受的感觉。噩梦主要有梦魇、被追杀和人坠落三大类型，这三大类型的噩梦是由不同的心血管障碍引起的症状。

睡觉时压住心脏或某些器官，或日间压力过大（特别是经历严重创伤），又或者是睡眠环境的空气污浊、体内疾病导致不适，都会增加人做噩梦的概率。一些人睡前阅读恐怖小说、观看恐怖电影后留下的强烈的印象也可能引发噩梦。

梦魇发生时人有可能感觉很真实，但其实眼睛并没睁开，虽然身边的物体清晰可见，但这只是幻觉。有时还会根据自己的想法产生种种幻觉，特别是想到自己害怕的人或者事，这时可能就会出现此种幻觉，但此时自己的身体却不受控制也不能动弹，这是让梦魇的人感觉害怕或者恐惧的原因之一。这时人还处在梦境中，和后面讲到的醒来后发现自己睡眠瘫痪，还是有区别的。

在做噩梦时，人很容易突然醒过来，且记忆犹新。虽然偶尔做噩梦不算是睡眠障碍，但反复做噩梦就是睡眠障碍了，很可能是应激创伤或心理健康出了问题，长此以往会引起失眠并降低睡眠质量，因此需要医疗上的帮助。

8.5 做梦时的快速眼动睡眠障碍

快速眼动睡眠障碍顾名思义，就是指在快速眼动睡眠状态时发生的睡眠问题。一般发生在睡眠的中后期的做梦期间，神经和肢体控制出现了异常，大多数时候并不是严重的睡眠障碍，无须过度担心。但这些障碍也是对身体和心理状况的一种反映，值得重视。现有研究认为快速眼动睡眠障碍没有遗传性。

（1）睡眠瘫痪

睡眠瘫痪（sleep paralysis）是一种很普遍的良性睡眠现象，据推测40%的人在一生中至少会遇到一次。具体表现就是，感觉自己刚刚醒过来，可以睁开双眼看到周围事物的影像并听到周围的声音，但是无法移动躯干和四肢，也无法发出声音，有时会产生听觉幻觉并看到虚拟的影像，严重的话会感到呼吸困难。睡眠瘫痪常伴有恐慌发作，因为人会被自己不能移动身体的情况吓到。另一种类似情况是"假醒"，即人并不是真的醒过来，而是梦到自己醒了，但现实是他还在睡眠中，也会在梦中感到恐慌。

其实，因为人在快速眼动睡眠中肌肉处于麻痹状态，这时醒过来，会发现全身动弹不得，感到十分恐惧，像是被别人按着四肢一样。一般过段时间，神经功能恢复后，四肢就可正常活动，不算是一种真正的睡眠疾病。这更容易发生在仰睡的时候，因为你还在快速眼动睡眠状态，肌肉麻痹还没消失，但你的大脑提前醒过来了。

人会做类似的噩梦，在梦中感觉自己的身体不能动了，一般醒来印象还很深刻，就是因为这个时候处在苏醒和做梦的临界状态，半清醒的大脑感知到身体不能动了。我都能记得这些全身麻痹、危险临近却不得动弹的梦。

在不同文化中，对睡眠瘫痪的状态会有不同的理解。中国民间称其为"鬼压床"，而美国科学家发现，曾声称自己被外星人绑架过的成年人，大多都在夜间发生过睡眠瘫痪。

对于睡眠瘫痪，可能有效的方法是强行令自己清醒。因为此时意识清楚，自身可以强制动弹与睁眼，一旦我们睁眼，所有症状会瞬时消失，调整好呼吸，便能逐渐恢复行动。即便没有马上恢复，一般稍微过段时间，神经功能恢复后，四肢就会恢复正常，不算是一种真正的睡眠障碍。

在日常生活中，适当地放松，多进行户外有氧运动，缓解心理压力，给自己营造良好的睡眠环境，可以缓解此类症状。如果睡眠瘫痪频繁发生，已经严重影响到睡眠或生活质量，可以尝试求助于医生，在医生的指导下使用药物进行治疗。

（2）快速眼动睡眠行为障碍

此类患者一般在快速眼动睡眠期间做梦时，肌肉没有麻痹，会发出声音或做复杂的动作（跑步、拳击、跳跃、踢腿，在空中挥舞手臂等），手舞足蹈地表现自己的梦境。常发生于睡眠的后半段。正常来讲，在快速眼动睡眠期间，身体的肌肉通常会暂时"瘫痪"。但患有快速眼动睡眠行为障碍的人的麻痹功能"暂时出错"，在进入快速眼动睡眠后手舞足蹈地演绎自己的梦境，常常是被攻击或逃离暴力的梦境，同时发出响亮的、情绪化的声音，包括脏话。他们的行为被称为"释梦行为"。因为患者可能会拳打脚踢，这对自己或床伴来说也是既恐怖又危险的，并可能导致严重的伤害。患者通常很容易被唤醒，也可以记住梦的内容。

一家保健睡眠诊所对 203 例快速眼动睡眠行为障碍患者进行的 5 年随访发现，仅半数的患者意识到自己在睡眠期间曾有"释梦行为"。大多数患者出现至少 1 次猛击（87%）、踢踏（82%）、跌下床（77%）。几乎所有患者都会发出声音，最常见的是说话（96%）、尖叫（90%）和呻吟（64%）。无论男女，大约 60% 的患者和 20% 的床伴受过伤。

通常，这类睡眠障碍发作一段时间后就会停止，这种病症也是神经退行性疾病的前奏，90% 的人在多年后会发展为帕金森病、痴呆或多系统萎缩症（MSA）。需要引起中老年人的重视，提前预防神经的进一步病变。大约 0.5% 的普通人群患有快速眼动睡眠行为障碍，最常见于 50 岁以上的男性，但现在在越来越多的女性和年轻人中也发现了这种障碍。

这种疾病是多种中枢神经系统病变的临床表现，导致无法抑制脊髓运动神经元从而在睡觉时发生行为障碍。这些病变包括：α-突触核蛋白神经变性、食欲素缺乏（发作性睡病）、脑桥结构性病变，以及药物所致毒性作用等。病因可能是：创伤性脑损伤、接触有毒化学物质（比如农药和杀虫剂）等。精神障碍患者的患病率可能更高，可能与为精神障碍开出的药物（抗抑郁类）有关。另外，大约30%的发作性睡病患者也存在快速眼动睡眠行为障碍。

快速眼动睡眠行为障碍的治疗包括药物治疗和改变睡眠环境。对于任何药物，都应按规定服用并仔细监测副作用。促进安全的睡眠环境变化包括以下内容：床周围地面的保护，包裹家具的尖角；锁上门窗；卧室不要摆放危险物品；单独睡一个房间；在严重的情况下，可遵医嘱寻求药物治疗。

8.6 非快速眼动睡眠障碍

非快速眼动睡眠觉醒障碍主要发生在前半夜，最常见于儿童时期，随着年龄的增长发生频率降低，且大多是无害的。除了说梦话以外，其他都是发生在深度睡眠期间（N3 阶段）的睡眠障碍。儿童通常对此类事件没有记忆，不需要治疗，并且成年后也不再患病。非快速眼动睡眠行为障碍很可能是因为脑神经未完全发育导致睡眠控制能力较弱，具有遗传性。除了神经发育问题之外，使用镇静剂、睡眠不足、疲惫以及身体或情绪压力也可能增加发作的可能性。

（1）说梦话（sleep talking）

人越疲倦越容易说梦话。有些人在临睡前会做祷告，但可能说着说着就乱说一通了。说梦话行为通常在深睡时会停止，循环到另一个浅睡阶段再出现。人一般会说白天说过的话，或者语无伦次，甚至会出现古怪语言。这是一种浅睡期的异常睡眠障碍，主要发生在 N1 和 N2 阶段，当然说梦话也可能发生在 N3 阶段，把入梦的话说出来。

（2）梦游症（somnambulism）

大多数梦游只涉及简单的事情，很少涉及复杂行为。大部分梦游的人是不会离床的，只不过是在床上做些重复动作或坐在床边。而有一些人会真的离开床，此时大多是睁开眼睛，在屋中步行。梦游者大多不出声，不会看着别人，且不能沟通，梦游结束后又会返回床上继续睡觉，而醒来后大多记不起发生了梦游。

有一些梦游者在梦游期间会做出一些危险或暴力行为，会离开家，甚至开车。美国演员迈克·比尔比利亚，他住在华盛顿沃拉沃拉的一家汽车旅馆时，梦游时从二楼窗户跳出摔到地上才醒过来，腿缝了 33 针，之后他每晚都睡在睡袋里。后来他以自己梦游的经历自编自导自演了著名的百老汇单人脱口秀《伴我梦游》。还有一个叫斯科特·法拉特的美国人从小就有梦游症，有一天在清晨醒来发现家被警察团团围住，他才知道昨晚邻居目睹了他亲手杀死爱妻，所有认识他的人包括他孩子都不认为他有犯罪动机，最后他还是被判了一级谋杀。还有一个加拿大中年男子肯尼斯·帕克斯深夜梦游驱车几十千米去杀死了他母亲，而他和母亲的关系非常好，他睡醒后完全不记得此事。

有 10% ~ 30% 的儿童至少有过一次梦游；2% ~ 3% 的儿童经常梦游。成年人梦游发作的患病率在 1% ~ 7% 之间。现有的有效防治方法只能是睡在睡袋或无法轻易逃脱的全软装安全房屋里。

（3）睡眠相关饮食失调

有一种特殊的梦游是患者半夜起床去厨房找各种食物吃，这经常发生在节食的人群中。同梦游一样，他们醒来后什么都不记得，但会发现吃完的食物包装、餐具以及残渣。他们可能还会吃一些正常情况下不会去吃的食物，例如生肉或黄油块。因此这样做潜在的危险就是可能食用有毒或有害的物品，或者食用大量不健康的食物，或因拿取、烹饪食物而受伤。

（4）睡眠性行为（sexsomnia）

这是另一种"特殊"类型的梦游，也就是一个人在梦游状态进行性活动，醒后不记得发生了什么。睡眠性行为不同于睡眠期间的正常性行为。睡眠性行为可能因为身体接触到了在同一张床上的伴侣或其他人引发，也能由压力因素、睡眠不足、使用酒精或其他药物以及其他异态睡眠行为或睡眠障碍引起。

（5）睡惊症（sleep terrors，也叫作"夜惊症"night terrors）

这一般是指年幼做梦的孩子被吓醒，哭泣和尖叫数分钟，并伴有恐惧的生理表现，比如心跳、冒汗等生理反应，此刻无论用什么方法唤醒或者安慰他们，都无济于事。在惊叫数分钟后，他们会自动平静下来。睡醒后对夜间发生的一切毫无印象，但是这种情况却经常把父母吓到。这通常发生在 3 ~ 12 岁的儿童身上。一般人发病率很低，可能是遗传性疾病，也可能和白天发生的压力性事件有关。

（6）觉醒迷茫

觉醒迷茫是指人在半清醒状态，对时间、空间和方向感到困惑和迷失。人躺在床上，可能会坐起来、睁开眼睛，可能会哭；说话很慢，无法理解提出的问题或以合理的方式回答。觉醒迷茫可能会持续几分钟到几小时。觉醒迷茫在儿童时期很常见，随着年龄的增长会减少。

9

失　眠

在晚上很难入睡，已经成了现代都市人的常见困扰，世界上有 35%～50% 的成年人经常会出现失眠症状。对于大多数人来说，失眠往往是都市生活的压力导致的。因为压力会引起焦虑和紧张，导致大脑过度兴奋，使人难以入睡。我也有过失眠，躺在床上无论是睁眼还是闭眼，听音乐、听白噪音或是看书都不能让我入睡，只要一躺下脑子里的各种想法反而更加活跃，烦躁的感觉一直在，难受极了。

无法接受过去，不断担忧未来，是大部分人的压力源头。这种睡不着的恐惧，会不断加剧。所以其实根本问题还是心理问题，它可能源自工作、学业、家庭关系、孩子教育、疾病、赚钱、感情等。无论是什么，都会让你注意力不集中、思维涣散、紧张、心烦意乱。

失眠虽然听起来很可怕，但其实它是我们的本能之一，正确地认识它，学会与之共存，我们最终可以克服它并改变它，甚至利用它。

9.1　失眠是一种远古的生存本能

生活在 10 万年前的小明，在一天的狩猎之后，踏着夕阳余晖，背着战利品回到自己的洞穴。他生火煮食，与家人饱餐一顿之后，准备进洞穴睡觉。此时，小明突然感到莫名不安。他环视周遭，并没有看到异常之处，于是只好带着这个感觉与家人进入洞穴。小明虽然因为白天体力的消耗而感到非常疲惫，但是心中的不安感却让他无法入眠，辗转反侧许久他还睡不着，便起身到洞穴外散心。就在此时，他突然看到黑暗中有双眼睛瞪着自己。"是只花豹！"他心中一惊，赶紧把几乎熄灭的火堆加柴点燃，并唤醒家人。接着他拿起长矛，与花豹对峙。花豹发动了几波攻击，都被他挡了回去，之后花豹便黯然离去，消失在黑暗的树丛中。

在这个故事里，小明确实是失眠了，但恰恰就是失眠救了自己和家人。所以问题来了：失眠真的是一种疾病吗？在危险面前，突然失眠是巧合吗？

我们已经知道熟睡会让我们处于放松或肌肉麻痹状态，当个体感到不安全、有威胁时，便可能启动自我保护机制，激活我们大脑的应激网络并抑制睡眠调节系统的作用，目的是让我们提高警觉、避免危险。由此看来，失眠在远古时代不但不是问题，还可能是有利于生存的行为。这个机制似乎并没有因为进化而消失，在现代社会很多人都会因为各种压力问题而失眠。

然而并非每个人都跟小明一样，感到不安时就会辗转难眠，还有很多人在面对压力时还是能倒头就睡，这些本该被大自然淘汰的人，在文明社会反而过得更好。

失眠，一部分来自由基因决定的先天压力敏感度，另一部分主要与近期承受的压力大小有关。实验发现人越敏感，便会释放越多的压力激素。容易失眠这种特质不一定是个问题，只是说明你睡觉时的警觉性比常人高，这在危险的环境中会是一种有利的特质。每个人对于不同事件的压力反应完全不同，有的人会为第二天可能发生的开心的事睡不着觉，而有的人会因为想不通睡不着觉，还有的人会因为身体上的不舒服睡不着。

我们可以得出一个结论，对压力越敏感的人越容易失眠。美国底特律亨利福特医院的德瑞克（Christopher Drake）在 2004 年开发了《福特应激失眠反应测试》（Ford Insomnia Response to Stress Test，简称 FIRST）量表。我们可以用它评估个人在各种压力事件后出现失眠的可能性，这对于评估近 6 个月内的失眠情况最有效。

福特应激失眠反应测试

当你经历以下情景，你可能会出现什么程度的睡眠问题？即使你最近没有经历所述的情景，也请给出一个你认为接近自身情况的答案。失眠可能性打分：不太可能 = 1，有点可能 = 2，中等可能 = 3，非常可能 = 4（见表 9-1）。

表 9-1　福特应激失眠反应测试

场　景	失眠可能性打分
1. 明天将要召开一个重要的会议	
2. 白天经历了应激事件	
3. 晚上经历了应激事件	
4. 在白天收到一个坏消息	
5. 观看恐怖电影或电视节目后	
6. 白天工作遇到麻烦	
7. 与人发生争吵或吵架后	
8. 不得不将在公众面前演讲	
9. 明天将要放长假去旅行	

得分含义：12 分以下人群心态好很难失眠，16 分以下属于正常，17、18 分有短期失眠问题，18 分以上有可能有长期失眠问题，20 分以上为失眠症。

9.2 失眠如何变成了现代社会中普遍的问题？

现代社会中，因为城市人口的高密度，过于频繁的社交互动，加上社交媒体的过度报道，让现代人产生了巨大的焦虑和不安。这些无形的社会压力，让失眠成为最常见的一种睡眠障碍。失眠时，你可能难以入睡，即便睡着了也会在夜间突然醒来，无法保持持续的良好睡眠。即便你有充足的时间睡觉，且睡眠环境良好，也会失眠，导致睡眠质量不高，进而影响第二天的状态。

按照时间长短，成年人的失眠可分为短期失眠、阶段性失眠和长期失眠：

短期失眠，也叫作调节失眠，一般来说都是短暂的，暂时失眠往往就是几天，短期失眠也就是三周以内，很快就能恢复正常。可能是由于临时的压力、情绪、日程安排较多、药物副作用、环境突然变化、噪音、极端温度或时差引起的。生活中的其他重大冲击，如家庭成员去世也常常伴有短暂的失眠期。这种短期失眠问题不大，身体可以自行调节。

阶段性失眠，症状持续至少 1 个月但少于 3 个月，失眠开始转变为长期失眠的前兆。

长期失眠，基本都是短期失眠持续发展后积累演变而来，一周发生三次或更多，持续三个月以上，并且不是由其他健康问题或药物直接导致。长期失眠症，大多是由于某种压力源导致的心理性失眠。工作中的长期焦虑或者因为持续失眠过度担心睡不好，都会进一步恶化失眠。如果长期不干预，它会固化成为在夜晚的某些时候醒来的习惯，导致长期睡眠质量下降。一旦养成了长期失眠的习惯，你就很难改变它，所以不要放任失眠不管。这是一种非常常见的睡眠障碍，本书中如果没有特别指明，我们讨论的失眠都是指长期失眠。

按照《精神疾病诊断与统计手册（第 5 版）》（DSM-5）以及 2013 年以后国际通用的惯例，失眠已经不被分作原发性失眠、内因失眠、心理性失眠，或者继发性失眠。我们在后面会详细解说，失眠是一个综合性的结果。除了传统意义上的失眠症状以外，还有两种比较特殊的短期失眠。

儿童时期的行为性失眠也非常普遍，许多孩子在幼年时可能都经历了行为性失眠。行为性失眠有不同类型，睡眠发作关联障碍是其中一种。例如，某些孩子通常只会在有父母在身边才入睡。如果他们在夜间醒来发现父母不在身边则不能入睡，于是持续大哭，直到父母回来为止，所以他们的睡眠模式与父母是否在身边有关，这样的小孩可能会很难带。幸运的是，这种失眠症是可以治愈的。

星期天失眠，这是一种非常特殊的失眠状况，大多是因为人内心抵触周一上学或上班导致周日晚上睡不着。在工作中堆积了太多负面情绪的人，很容易产生这种失眠。也有可能是因为每到周末作息时间就被打乱，而周日晚上人还很兴奋。

其实失眠本身就是一种机体失调症，而长期失眠是需要治疗的。短期失眠会影响人的记忆力和注意力；长期失眠会增加人患高血压、冠心病、糖尿病和癌症的风险。著名睡眠神经学家米歇尔·朱维特及其同事曾研究了法国里昂的一位 27 岁的莫旺氏综合征患者，发现该患者可能会连续几个月失眠。

有大量关于失眠的研究，现有的流行病学数据表明，失眠是现代都市人群非常普遍的问题，30% ~ 48% 的人一生中会发生至少一次失眠相关的睡眠障碍症状。根据医学临床推测都市人群中患有失眠的人应该有 9% ~ 15%。尽管也有一些研究表明全球人口中接近 20% 的人患有失眠症，大量人群由于未被医院确诊而没被计入统计。这足以说明我们每个人都该重视失眠问题，防止其演变成长期失眠。

9.3　如何判断自己是否长期失眠

几乎每个人都有过几晚睡不好的经历，可能是因为考试、恋爱、工作、孩子等特定原因，或者是肠胃不适、胃灼热、关节炎导致失眠，又或者是连自己都不知道为什么，然而就是睡不着。有些人长期睡不着，醒得早，睡觉不踏实，半夜经常醒，醒了就很难再次入睡。那怎么判断自己是暂时的短期失眠，还是长期失眠呢？到底什么才算是病理性的长期失眠，如何界定？

根据业内标准 DSM-5 的定义，长期失眠症是指：明显感觉睡眠质量不高，长期睡眠量不足，对白天的状态有重大负面影响，且存在以下一种或多种症状。

1）失眠的三种情况存在一种：难以入睡，或在半夜里容易醒来且难以再睡着，或者清晨过早醒来而无法再入睡；

2）由于睡眠质量不高而对日常生活产生重大影响；

3）每周至少三晚有睡眠困难；

4）睡眠困难持续至少三个月；

5）即便有足够的时间睡觉，但仍会出现白天疲惫，总感觉自己没睡够的情况；

6）已经排除了其他可能的睡眠障碍，例如阻塞性睡眠呼吸暂停或不安腿综合征；

7）不是由于药物、咖啡因、酒精等其他物质导致的睡眠障碍。

如果你符合上面的一项或多项，或者睡眠不足开始影响日常活动，你就需要看医生了。在看医生之前，我建议你写 1~2 周的睡眠日志。睡眠日志可以帮助医生了解你的睡眠问题和某些活动是否影响了你的睡眠。每天将入睡、起床和小睡的时间写下来，还要写下是否喝咖啡因饮料、酒精，以及运动时的困倦感。我建议使用带睡眠日志的睡眠监测手机软件。

除了上面所说的判断标准外，长期的身体状况不佳或心理类的精神疾病也会导致并发性失眠，但此时失眠可能只是副产物而非主因。这种情况还是以治疗其他病症为主，失眠可能会随着主要病症的改善而消失。

9.4 我们为什么会失眠？

导致失眠的因素五花八门：女性比男性更容易失眠，年龄越大的人越容易失眠，身体或心理不适、生活方式和习惯不健康都可能导致失眠；还有白天睡眠过多、运动过少、抽烟喝酒喝咖啡、药物上瘾等。需要倒班、值夜班的，工作环境过于吵闹的，工作环境温差过大的，经常跨时区出差的职业都可能导致失眠。但对于大部分人来讲，失眠大多是因为生活中的某些压力，通常是因为个人健康、家庭、学业、工作。我们每个人都会以不同的方式应对压力，解决压力事件后失眠就会好转。

除了无法控制的突发压力事件会导致失眠之外，人们在日常生活中做出的一些看似无伤大雅的选择或习惯性行为可能对于睡眠健康影响更大。例如，摄入大量咖啡因是最常见的不良习惯，尤其是在下午 3 点后或睡觉前的几个小时，这容易导致睡眠三大调节系统中的昼夜节律紊乱。再例如，过量喝酒会影响睡眠阶段的顺序和深睡眠持续时间，从而导致或加剧睡眠障碍，同时也会加剧睡眠呼吸暂停的问题，这主要是因为睡眠三大调节系统中的身体代谢需求被打断导致睡眠中断，半夜无法继续入睡。当然这只是无数不良习惯中的两个例子，这些小习惯都可能使人遭受痛苦的失眠。

在过去的几十年中，对于失眠的科学理解发生了很大的变化。比如，在医疗界权威美国国立卫生研究院（NIH）的共识会议上，1983 年和 2005 年先后两次发布过关于失眠的病理生理学和治疗方法，但却有巨大不同。在 1983 年，失眠只被认为是外部因素导致的症状，而不是原发性疾病，以前的治疗都集中在短期的干预上。直到 2005 年在美国国立卫生研究院的共识会议上，失眠的定义有实质性改变，开始被认为是一种内源性的疾病。从那以后，对于失眠的了解也一直在演变进化，现在人们发现失眠通常与其他疾病并发。

在这里，我们不需要进行很复杂深奥的病理学讨论，简单说，对于那些容易受到与压力相关的睡眠障碍影响的人来说，压力事件很可能会导致过度的生理唤醒（例如心率增加、压力激素增加）或心理唤醒（例如焦虑），导致睡前大脑无法安静下来，从而失眠。

在所有对失眠的解释中，最著名且最被认可的是美国纽约市立大学教授阿瑟·斯皮尔曼（Arthur Spielman）于 1986 年提出的失眠成因理论，这一理论改变了睡眠医学界对于失眠成因的解释与了解。他提出了一个原发性长期失眠的"3P 模型"，清晰地阐释了"失眠是如何开始的，又是如何演化成慢性失眠的"。

他就病程发展把失眠成因分为 3 个。

（1）前置因子（predisposing factor）

这是指失眠的先天因素，如完美型人格、易忧虑的个性特征以及先天睡眠系统稳定性差等。每个人应对压力的敏感度不同，敏感度高的人就容易失眠，这属于已有的会导致失眠的生理或心理特质；这是祖先在不同环境下积累的经验，并通过基因遗传给后代，现在已知的是和血清素转运蛋白有关。当然青少年时期的成长经历也会影响我们对于失眠的敏感性。总的来说，对于成年人而言，这些都是无法改变的固定特质。

（2）诱发因子（precipitating factor）

这是指直接引起失眠的原因，如重大事件、躯体疾病、无法应对的巨大压力等。这些会导致短期失眠的压力事件，可能是工作压力、人际关系、情感冲突、疾病、丧亲、升职加薪、旅游、约会等；也可能是短暂的生物钟影响，如上夜班、倒时差；还可能是生活方式突然改变，比如退休、卧病在床。一般来说诱发因子对睡眠的影响会随时间流逝而减弱，绝大部分人都会回到正常状态。

（3）持续因子（perpetuating factor）

这是指应对短期失眠所产生的致使睡眠问题持续的不良模式，如入睡前担心睡眠问题、延长卧床时间或饮用大量含有咖啡因的饮料等。在前两个因子的联合作用下，出现短期失眠的人会开始因为担心长期失眠而害怕夜晚来临，想到睡眠相关的事物就会产生焦虑，例如到了睡觉时间就会产生焦虑感，焦虑导致大脑过度兴奋并抑制睡眠，加重失眠，然后形成恶性循环，使失眠变成长期心理问题。

根据上述 3P 理论（见图 9-1），当失眠刚发生的时候，也就是导致心理焦虑的应激事件发生时，通常是由"**诱发因子**"把人的警觉性拉到失眠阈值以上，而产生急性失眠。事实上，2004年发表的一项研究发现，60% 的失眠者可以确定睡眠障碍的诱因。无论遇到了哪一种"**诱发因子**"，睡眠都应该在应激状况解除之后就恢复正常；如果睡眠没有恢复正常，就会演变为长期失眠。

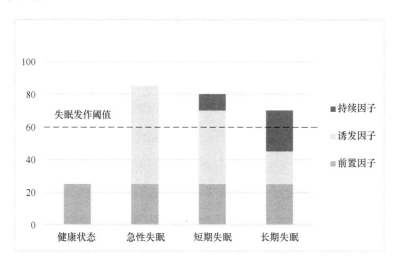

图 9-1 失眠的 3P 模型

上面 3P 模型中最难理解的就是**持续因子**，为此，英国牛津大学的睡眠研究学者科林·埃斯皮（Colin Espie）进一步阐述了失眠从短期变成长期的过程，提出了失眠的"**AIE 模式**"。短期失眠者因为担心，开始过度关注和睡眠相关的各种提示（例如寝具、时钟），对睡眠产生过度的注意力（Attention），同时还会产生想改变睡眠状况的企图心（Intention），付诸实践的努力（Effort）。但这些企图心与努力反而导致失眠者大脑过度兴奋，更不易入眠，从而变成了长期失眠。

以上的推测，后来都有科学实验证明，失眠者的注意力更容易被一些导致失眠的因素影响，入睡前大脑思维过度活跃，无法冷静。夜晚大脑的认知区域依旧活跃，失眠者也会努力想睡着，但其主观努力往往错误激活了该休息的区域。

为了挽救睡眠所做的事往往也会干扰睡眠的自然运作，因为只有让大脑彻底放松才能入睡。例如提早就寝，让自己在不该睡觉的时间躺上床，反而导致更多无法入睡的焦虑产生；半夜惊醒了还要看时钟以确认睡眠时间是否足够，提升焦虑感；担心睡不够而在周末补觉，反而让维持昼夜节律的生理时钟更加混乱或延迟。这些认知和行为因素，与睡和醒神经生理运作交互影响，使失眠现象持续加重。

举个例子：

小明天生敏感，容易焦虑。他从小就上进心强，总想向老师和家长证明自己是最好的，所以他的失眠前置因子相对较高。上高中以后课业复杂，第一学期期中考试成绩不理想，学业压力很大，晚上就容易睡不着。这个学业压力就是触发失眠的诱发因子。

　　由于短期失眠，小明有时候半夜醒来睡不着，就在被窝里用手电筒做题、看书，成绩开始逐渐变好了。虽然现在不用再在晚上看书了，但因为之前的短期失眠导致他总是半夜醒，白天上课没有精神，经常打瞌睡。小明开始担心自己半夜醒来，于是睡前更焦虑，晚上睡不好，白天睡不醒，喝咖啡，减少日间体育活动，慢慢就变成了慢性失眠。对于失眠的担心和睡前焦虑则是持续因子。

　　考试不好是诱发因子，小明对于失眠的担忧导致持续因子产生。最后就算诱发因子逐渐消失，失眠也还是会继续。

9.5　五类易失眠人群

　　著名的《柳叶刀》（*The Lancet*）杂志在 2019 年发表了一个于 2010—2017 年对荷兰 4000 多人进行的大型失眠人群研究[⊖]，根据失眠症的性格特征、大脑活动和心理健康状况等，划分了五种不同的易失眠人群类型：

　　1）高度易失眠型，大部分是伴随抑郁、双相情感障碍等心理问题的人群；

　　⊖　Insomnia disorder subtypes derived from life history and traits of affect and personality. Blanken T F, Benjamins J S, Borsboom D, et al. Lancet Psychiatry, 2019, 6（2）: 151-163.

2）中度易失眠，但对奖励敏感型，有奖励就很容易振奋的人群；

3）中度易失眠，但对奖励不敏感型，对奖励不敏感、很难高兴起来的人群；

4）轻度易失眠，对生活事件高度敏感型，很容易受环境和生活事件影响而失眠的人群；

5）轻度易失眠，但对生活事件不敏感型。

令人惊讶的是，这五种易失眠的人在入睡难易程度和晨醒时间上都无较大差别，都在6小时左右。现在很多人尝试把睡眠压缩到6小时左右，就和失眠者一样了，那对于健康有巨大伤害。我们可以看到睡前过度清醒对于所有失眠者都是个重大失眠诱因，压力和疲劳也是共通的失眠因素。

通过对这五种失眠类型的人进行多种失眠压力因素的分析，得出了下面的总结图表（见图9-2和表9-2），可以直观看到不同的人对于不同的因素反应是不同的。

亚型1几乎对所有压力都非常敏感，可称为高度痛苦的失眠障碍人群。最能区分亚型4和亚型5的特征是重大事件对失眠产生影响的持续时间和严重程度。

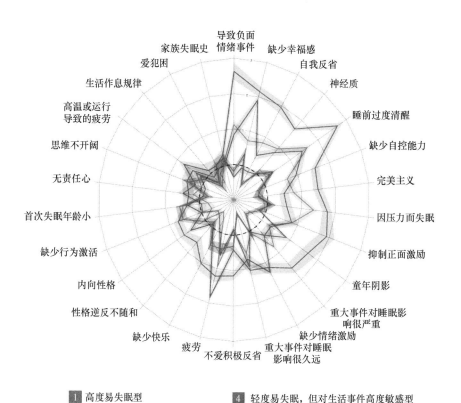

导致负面
情绪事件
家族失眠史
缺少幸福感
爱犯困
自我反省
生活作息规律
神经质
高温或运行
导致的疲劳
睡前过度清醒
思维不开阔
缺少自控能力
无责任心
完美主义
首次失眠年龄小
因压力而失眠
缺少行为激活
抑制正面激励
内向性格
童年阴影
性格逆反不随和
重大事件对睡眠影
响很严重
缺少快乐
缺少情绪激励
疲劳
重大事件对睡眠
不爱积极反省
影响很久远

1 高度易失眠型
4 轻度易失眠，但对生活事件高度敏感型

2 中度易失眠，但对奖励敏感型
5 轻度易失眠，但对生活事件不敏感型

3 中度易失眠，但对奖励不敏感型
测试对照组，正常的普通人(中间圆形虚线)

图 9-2 失眠五亚型压力因素荟萃

表 9-2 失眠五亚型压力因素分析

失眠人群类型	不同性别各亚型比例	对于压力的敏感度	入睡困难	睡眠保持困难	过早醒来	失眠对日常生活影响	白天自我疲劳感	焦虑程度	平均睡眠时长
高度易失眠型	20%女性，16%男性	非常苦恼，在许多方面都特别紧张、消极情绪很多，容易感到压力和害怕。永远不会像同龄人那样快乐。入睡后会经历很多次惊醒	从青春期开始，比其他几种严重	非常严重	很严重	很严重	一般	很严重	6:08
中度易失眠，但对奖励敏感型	33%女性，23%男性	由预期压力和兴奋导致失眠为主，入睡时大脑易过度清醒，愉悦的事件会带来明显的改善	从青春期开始	非常严重	中度	中度	强烈	中度	6:07
中度易失眠，但对奖励不敏感型	12%女性，23%男性	中度苦恼，明显缺乏积极性；总体上不是很开心，愉悦的事件并不会带来明显的改善	大部分在25岁以后出现，60岁以后最严重	非常严重	轻度	很严重	一般	中度	5:58
轻度易失眠，但对生活事件高度敏感型	22%女性，14%男性	有和正常人相似的心理压力敏感度，但是对生活环境、事件更敏感，受影响时间更长	大部分在40岁以后出现	非常严重	轻度	中度	非常强烈	中度	5:47
轻度易失眠，但是对生活环境和事件不敏感型	13%女性，24%男性	压力敏感度基本上与正常人一样。但是相对缺乏幸福感和快乐，生活环境和事件对其的影响也不大	大部分在40岁以后出现	非常严重	中度	中度	比常人强烈	中度	5:51

9.6　如何防止和治疗失眠

通过前面的 3P 模型我们可以看到，**对于前置因子，我们能**做的事情很有限，但如果为了防止青少年和下一代失眠，我们可以减少其失眠的前置因子。许多前瞻性研究显示，**青少年在 7 ～ 15 岁期间如有经历过不好的家庭成长环境，而造成对心理的冲击，会增加失眠的风险**。因此，确保青少年发育时期的家庭和睦对于青少年的心理成长非常重要，能让青少年在心理上更加健康和强大，从而减少其成年后失眠的风险。

对于**诱发因子**，最重要的就是压力。**每个人对于压力的敏感度不同，同样的诱发因子，对有的人而言就没有太大的睡眠干扰**。我们也可以测试每个人对于压力的敏感性差异，提前预测每个人失眠的可能性。比如在实验室的冷压力测试，要求被试将手浸入冷水中几分钟，然后观察被试的心率变化。正如你想象的那样，寒冷可以引起疼痛反应，以及警觉性的提升。在四分钟内，容易失眠或已经失眠的人心率会快速升高，远高于睡眠健康的人。

而对于**持续因子**，长期失眠的背后是因睡眠不佳而产生的不良生活模式，畏惧失眠并与失眠抗争的错误心理，同时也是个人面对过去的踌躇和未来不确定性的恐惧时产生的害怕和无所适从。因而，除了改变生活习惯，更重要的是先学会接纳失眠是一种正常的生理现象，是在提醒你身体发生了变化，但不要与它对抗。

技术在带来便利的同时，也带来了无尽的烦恼。大量的信息流就像高速公路上的汽车一样，在我们毫无筛选的情况下涌入大脑，我们在错误的信息、错误的社会比较中，会产生千奇百怪的想法，可能会做出错误的判断，从而产生不良的情绪。当一些错误的想法或愤怒的情绪挥之不去且乱成一团时，人就会无法控制自己的思想，被情绪和想法牵着鼻子走。

当烦恼产生时，我们都会产生"战斗或逃跑"（fight-or-flight）这个正常的应激心理反应。如果战斗就需直面问题（比如上台演讲），则需承受巨大压力，此时我们会非常紧张，从而发抖、口吃或者意识模糊，感觉筋疲力尽。而大多数时候，只要有选择，我们都会选择逃跑，回避问题（比如自闭、喝酒、抽烟），但缓解效果是短暂的。"逃跑"会让负面情绪不断累积，最后变得难以控制，这会体现在身体的方方面面，睡眠就是其中之一。

如果失眠只是短期问题，主要解决方案是找到你的压力源，解决它。来一次说走就走的旅行，或结束一段让人纠结的关系。不要为了抵御失眠而培养喝大量咖啡、饮酒、抽烟等不良习惯。对于长期失眠的人，其实**要想有效地解决失眠问题，最好的方式是对失眠有正确认知；彻底改变生活模式；改变惯性思维和心理状态；不与失眠形成对立的情绪，并告诉自己：失眠只是身体传递给你的信息，提醒你身体发生了变化，因此它可能是一个良好的信号；选择求助专业的睡眠科医生和认知行为疗法治疗师。**

现在的医疗体系用于治疗失眠的方法主要有以下几种：

- 健康的睡眠卫生习惯

- 药物治疗
- 认知行为疗法（CBT）
- 其他治疗

对于任何睡眠问题，培养健康的睡眠卫生习惯都是最重要的。国内，最常见的是药物治疗，加上有规律的睡眠，基本可以控制失眠，但药物的副作用很大。就整体治疗干预而言，治疗长期失眠可能会需要很长时间，所以尽量在发现失眠的初期就进行干预。

对于长期的慢性失眠，美国国立卫生研究院推荐首选使用失眠认知行为疗法（CBT-I），其次是用药，然后才是其他方式。很多时候 CBT-I 比药物更有效，尤其对于失眠风险较高的人群有效。多种 CBI-I 方法组合使用时，70%～80% 的原发性失眠者症状会有所改善。CBT-I 无副作用且长期疗效最好，但该方法需要非常专业的睡眠心理学医师，还需要花很多时间和金钱。

9.7　最有效的疗法：失眠认知行为疗法

（1）什么是认知行为疗法

我先给你讲一个故事。想象一下在一个漆黑的夜晚，你自己一个人在乡间路上步行回家，本来你只是在琢磨着等下到家先吃点什么好吃的犒劳一下自己。突然，旁边的灌木丛中发出了沙沙的声音。对于是什么声音，我们可能有以下两种猜想：

猜想1："这是一只小动物。"对你的情绪有什么影响？这个想法会使你做什么？你接着想"是哪一种动物呢？可能是松鼠"那么你可能会放松地继续前进，继续琢磨着吃什么的问题。

猜想2："也许是尾随我的坏人。"该怎么办？这如何影响你的情绪？你将做什么？这种想法会让你的感受完全不同，你会开始紧张、恐惧。你可能也会感觉到身体上的变化，手心出汗，心跳加快，呼吸加速，该怎么办？也许你会自动加快脚步，甚至奔跑起来，或者看看是否有人在附近，朝人多的地方走去。

所以，你看这两种思维方式，会导致不同感觉和行为的产生。

这个简单的例子向我们展示了我们的感受和行为是如何被一个想法，而不是确定的事实改变的。

美国精神病学教授亚伦·贝克（Aaron Beck）博士作为"认知行为疗法之父"，强调了我们的情绪是由想法、感觉和行为决定的，这三个事件相互关联且独立。为什么有些人可以不被情绪影响，有些人可以不被别人的一句话而左右？如果我们可以像一个旁观者那样，看自己内在的感受、想法，只需要真实地看见这些感受、想法的升起和消失，而不去想"我该不该有这些感受和想法"，或者"这些感受和想法意味着什么"。同时，能够选择自己要不要对这些情绪、想法做出回应，或者将它们付诸实践。如果可以做到这些，那我们就会变成一个更强大的人，不像提线木偶一样被一个顽皮的孩子、一个较真的老板、一个冷漠的配偶、一个漠视的眼神所操纵，而是成为自己的舵手。

人们很多时候都会被自己的感受和想法绑架，"他一定不爱我了""我很愤怒""我不讨人喜欢"等。我们无力与它们对抗，而会完全被它们主宰，并做出一系列的行动和决定。这些行动和决定往往会让情况变得更糟，或者在一些时候它们才是真正导致情况变糟的原因。

消极思想是抑郁症的一个核心方面。大脑产生想法或执行特定任务的次数越多，其神经网络就越强大，从而使该过程在每个连续的时间都更加高效。每次你采用特定的思维方式时，你都在加强支持它的神经回路，错误的重复和不适的感觉会干扰解决问题，然后抑郁加剧。

举个例子，同样是看到桃花从树上落下，黛玉陷入消沉颓伤，"明媚鲜妍能几时，一朝漂泊难寻觅""一朝春尽红颜老，花落人亡两不知"，然后有了葬花这个行为。换做李白，便有了"桃花流水窅然去，别有天地非人间"的令人神往的绝美诗句。如果是你，可能看到了花落这个现象，没有产生什么想法，转身离去。我举这个例子是想进一步说明由于思想、感受和行为之间的关系是相互联系的，仅更改其中一个部分将对其他任何部分产生影响。我们怎么改变呢？

通常首先改变的是想法和态度，或者一个人的认知过程。对于易感紧张、无助、有压力的人来讲，其实生活本身并没有使我们如此烦恼，真正引发我们情绪动荡、夜不能寐的是我们赋予它们（包括失眠）的意义。通常，这些认知扭曲会增强负面思考和负面情绪，让我们胸闷、烦躁、害怕、睡不着觉。

然后是锻炼我们的思维，切断错误关联，这就是 CBT 要介入的地方，通过练习去真正地改变失眠，获得更美好的生活状态。

CBT 简单说就是通过专注于自己能控制的想法（信念）、感受和行为，来影响我们主观上更难控制的情绪和生理反应。在这个自我治愈的过程中，我们其实是对自己的压力、不良情绪按下暂停键，像是一个局外人一样重新解构自己的情绪。把事件、想法、核心信念、情绪、行为和生理反应分开来看，避免成为一个提线木偶。最终过上积极向上、充满活力、有质量的幸福生活。

（2）失眠认知行为疗法

目前在所有失眠的非药物治疗当中，拥有最多实证研究支持的，当属失眠认知行为疗法（Cognitive Behavioral Therapy for Insomnia，简称 CBT-I），它得益于睡眠科学近几十年对于睡眠以及失眠病因的研究成果。可惜的是，因为对于心理治疗师要求较高，在国内应用并不广泛，大多仅停留在睡眠教育层面。希望通过我们的简单介绍，大家可以掌握其中的关键技巧，尝试自我修行，以获得更加幸福的生活状态。

人们基于早年提出的失眠"3P 模型"，根据"认知行为疗法之父"贝克建立的由认知理论和行为治疗结合的系统治疗方式，提出针对失眠的认知行为疗法。失眠认知行为疗法是一项为期6～8 周的详细治疗计划，包括睡眠卫生教育、认知疗法、睡眠限制疗法、刺激控制疗法、放松疗法。

我们的思维方式、我们所做的事情与睡眠有着巨大的联系。我们害怕失眠，把失眠当作是夜晚的敌人，那失眠也会像敌人一样对待我们，然而失眠只是在给我们传递身体有变化的信号，也可能是好的信号。重新认识失眠就是慢性失眠人群首先必须面对的课题。因此，我们需要先搞清楚思想、感觉、行为和睡眠之间的关系，并意识到失眠是被我们的思想绑架了。

通过调整思想、安排睡眠作息、训练自我放松以及管理压力等技巧，让自身的睡眠调节系统发挥出最大的作用。最终让失眠的人不再失眠，重获拥有一整夜完整睡眠的幸福。

CBT-I 重点解决导致慢性失眠的三个长期因素：

- 条件反射地唤醒；
- 识别并消除为改善睡眠而养成的已无效的习惯；
- 减少与睡眠有关的焦虑和其他引发过度兴奋的诱因。

在欧美的睡眠中心，一次完整的失眠认知行为疗法，一般以 8 周为一个疗程，在 6～8 周的时间里，必须严格按计划进行，就像吃药一样按计划、按剂量服用。虽然这看上去只是学习和体验，但是它确确实实是在对"大脑"进行治疗。少量人仅在 2 次治疗后就会发生显著变化，大多数人基本上在 4 ~ 6 次后就会看到喜人的改善，但也有些人可能需要更长时间。课程模式很多样，可以是线下单人或团体治疗的形式，也可以通过电话或线上进行。

通常建议将 CBT-I 作为长期失眠的首选治疗方法，大量的研究发现，CBT-I 的效果与药物不相上下，甚至在长期维持疗效上比药物更好；而且不只对于单纯的失眠症有效果，对于心理和生理疾患（例如癌症、疼痛相关疾患）导致的并发失眠也有显著疗效，并且有助于减轻忧郁或疼痛症状。一般来说，为期 6 个星期的认知行为治疗，不但有效改善失眠症状，对于改善生活品质也有所助益。从神经生物学的量化分析角度来看，核磁共振实验发现经过 CBT-I 治疗的失眠者的负责觉醒和情感刺激的大脑区域左侧杏仁核的代谢明显减少，证明 CBT-I 是有效的。

（3）失眠的认知行为疗法具体如何实操

作为一种多疗法的综合治疗方法，它需要根据失眠人的情况采用几种不同的方法同时进行治疗。但不论怎么组合，都会同时包括以下三种途径。

认知重构：**改变**关于睡眠的不准确或无益的**想法**。

心理教育：培养健康的**睡眠卫生习惯**，通常涉及饮食、运动、环境等因素。

行为干预：**放松练习**、**刺激控制法**和**睡眠限制法**。

关于三个大类的 CBT-I 疗法有很多实操细节，我们会在后续详细说明。我相信大家一定会找到适合自己的失眠治疗方案，大部分是可以自学并实操的。

9.8　失眠的药物治疗和保健品

目前国内治疗失眠仍以药物为主，有许多处方药用于治疗失眠，有些用于短期使用，而另一些则用于长期使用。**很多失眠药物都可能会形成药物依赖，这些药物都可能导致头昏眼花、嗜睡或抑郁症状恶化，因此药物治疗并非首选。**所以需在用药期间尽快调整作息，培养良好睡眠习惯，否则可能有副作用。现在市面上的药物都可能失眠加重，如果需要请与你的医生认真沟通失眠药物的益处和副作用，千万不要觉得吃药省事，随意吃药。

褪黑素保健品，是实验室人工合成制造的。许多人服用褪黑素补充剂以帮助入睡，一些研究表明，它可以帮助解决时差问题、晚睡问题、轮班工作睡眠障碍和一些儿童睡眠障碍。它可以帮助你整晚睡得更好，但不能让你睡得更长。还有更多的研究表明，褪黑素无法从根本上解决睡眠问题。褪黑素的副作用可能包括白天嗜睡、头痛、胃部不适和抑郁加剧。它也会影响身体的血压控制，导致高低异常的血压，同时可能导致自身褪黑素分泌功能衰弱。

褪黑素虽然在加拿大、美国、中国都可以作为保健品直接购买，但在大部分发达国家是严格控制的处方药。在澳大利亚和欧盟，该药物仅用于 54 岁以上难以入睡的人。由于保健品制造商提前申请了批文，美国食品和药物管理局（FDA）对膳食补充剂的监管与对"常规"食品和药品的监管不同，它无权在投放市场前对膳食补充剂产品的安全性和有效性进行审查。

GABA（γ-氨基丁酸）是大脑中主要的抑制性神经递质，我们的运动神经回路经常释放 GABA 来抑制不必要的肌肉运动。GABA 的不同受体有不同的作用，其中 B 受体可以帮助睡眠。GABA 天然存在于多种食物中，最常见的是抛光大米（1～40 毫克 /100 克）、糙米（4～8 毫克 /100 克）和发酵糙米（10～100 毫克 /100 克），但米中的天然 GABA 含量很低。虽然天然的 GABA 提取物的确有改善睡眠的功效，但如何从发酵食物中提取 GABA 是个难题。现有实验中只有通过发酵米胚芽成功提取 GABA 改善失眠的案例，没有明显的其他副作用。最近几年 GABA 类保健食品和补剂越来越多，都是因为其宣传的助眠功效，但实际这些保健品是否还有有效的 GABA 成分也是个问题。

催眠睡茄（ashwagandha），也叫印度人参、冬樱花，学名为"南非醉茄"，其实它是印度土生土长且随处可见的地道药材。催眠睡茄可用于诱导睡眠，但是，这种药物的使用应该在医生的监督下进行，因为它与其他药物混合会产生严重副作用，且对孕妇有害。

9.9 其他治疗方法

非侵入性冷却额叶皮层（生物热转移）

科学上基本已经证明，如果你可以冷却额叶皮层，比如脑门，就可以减少新陈代谢的活动，降温的确可以阻止大脑过于活跃兴奋，以便大脑进入更深度的恢复性睡眠。降温后，通过脑电图可观察到睡眠的改善，比如慢波睡眠深度的增加。大家可以尝试用冰袋加毛巾放在脑门或头顶上让大脑降温然后入睡，看看有没有用。

9.10 儿童行为性失眠

睡眠对于年幼的孩子来说是最重要的。睡眠会影响到大脑、身体、情绪和行为，并为他们在童年和青春期的持续成长奠定重要的基础。因此父母需要确保他们的孩子，无论是婴儿还是儿童，都能获得他们需要的睡眠，并且帮助他们塑造健康的睡眠习惯，这对他们的一生都是万分重要的。

根据美国儿科学会（AAP）的数据，睡眠问题影响了25%的5岁以下儿童和40%的青少年。睡眠在儿童和青少年心智的发展中起着至关重要的作用。除了直接影响其幸福感之外，研究表明睡眠会影响警觉性、注意力、认知表现、情绪、语言表达、运动机能、学习和记忆。有新的证据表明，儿童时期睡眠不足可能会引发焦虑和抑郁，带来肥胖、患糖尿病等风险。

婴儿、幼儿和青少年的睡眠习惯会有所不同，他们所表现出来的不良睡眠状态也不尽相同。在儿童阶段，一旦看护者不在身旁，他们就无法入睡，或容易惊醒无法维持睡眠。这属于儿童自我保护机制的一部分。很多婴幼儿都有失眠经历，但由于社会上大多数人觉得婴幼儿不睡觉是一个正常现象，且一般医院不开设睡眠科室，这又是一门新兴学科，所以婴幼儿不睡觉、睡不好觉的现象被广泛忽略了。

逐渐步入学校后，虽然大多数儿童、青少年都可能发生暂时性失眠，但持续时间较长的失眠症会对孩子的未来甚至成年后的心理、行为、学业产生深远影响。

儿童期失眠的原因分为以下几类

（1）儿童行为性失眠

通常表现为抗拒就寝、入睡所需时间延长或睡眠途中容易惊醒，需要父母哄睡，一般来讲这些问题往往共存。行为性失眠最常见于 0~5 岁的幼儿，但可一直持续到儿童期中期甚至以后。儿童常常会出现一定程度的拖延睡觉时间或者夜醒，通常是暂时的。当这种现象每周至少发生 3 次，持续至少 3 个月，且对儿童或整个家庭的正常生活造成明显影响，就算是需要解决的问题了。儿童失眠最大的影响除了早期和长大后自身心理和行为的健康，更重要的是会降低其看护者的生活质量。

（2）入睡联想相关型失眠

夜醒时间很长，婴儿或者儿童只能在特定环境或者父母干预（如被摇晃或喂养）下，才能睡着。如果婴儿半夜醒来（一般每60~90分钟一次），再次入睡需要给予同样的干预措施。如果儿童半夜醒来则会哭泣，或者走进父母的卧室请求"发出信号"，直到获得干预。有一种方法可以避免或减轻这一问题：从婴儿三个月左右开始，在他开始困倦但还没睡着时就放到床上，这么做可避免在入睡与被抱起或摇晃之间建立联想。

（3）父母限制设定不当型失眠

一些学龄前或年龄更大的儿童会在睡觉前抗议，或者反复提要求才肯入睡，长此以往的睡眠拖延会导致睡眠不足。还有一些儿童会发生夜间惊醒，然后哭着寻求父母的安抚，这些都是睡眠拖延。

发生这种类型情况的主要原因是父母没能够给孩子设定良好的睡前规则及强制孩子规律就寝，而孩子的反抗行为往往会加重这一问题。但有时儿童反抗睡觉也许反映的是其他潜在因素引起的入睡问题（如，哮喘、药物使用或其他躯体问题）、睡眠障碍（如，不安腿综合征或焦虑）等。有些时候，父母为孩子设定的床上时间往往超过了其睡眠需求。比如要求孩子19点就上床睡到第二天早上7点，父母期望的12小时睡眠远超过了孩子一天所需的10小时睡眠需求，导致儿童到了睡觉的时间不想去睡、半夜醒来或清晨早醒。

解决方法是缩减"睡眠时间窗"，换句话说就是推迟上床时间或提早起床。这种方法可逐步推进，例如，每隔几晚就将入睡时间推迟15分钟，直至达到目标睡眠时间。

（4）心理生理性（制约性）失眠

有些年龄大一些的儿童和青少年入睡很难或者很容易睡眠中途醒，对于睡觉表现得很焦虑。导致这种情况发生的原因很复杂，比如生理或心理疾病、不良睡眠习惯、时间过长的日间小睡或者遗传等。

（5）暂时性睡眠紊乱

既往睡眠正常的儿童可出现暂时性睡眠紊乱，例如，生活中的应激事件造成夜醒；旅行时睡眠时间表被破坏可引起时差反应；许多疾病也会干扰睡眠。尽管如此，如果父母的应对方式不当，加重了儿童的夜醒并使其养成不当的睡眠习惯，那么这种短暂的睡眠障碍也可能发展为长期的。

儿童的睡眠需求和健康睡眠习惯

儿童早期建立的睡眠模式会伴随他们到成年。为此，家长首先需要了解儿童的睡眠需求是什么；其次，了解健康的睡眠习惯是什么；最后，通过结合睡眠卫生、适合年龄的日常活动以及密切关注任何睡眠障碍，你可以帮助你的孩子建立良好的睡眠习惯、获得所需的休息，让他们茁壮健康成长。

表 9-3 是由美国睡眠医学会审查了 850 多篇科学文章提出的不同年龄儿童的推荐睡眠时间，并得到了美国儿科学会、睡眠研究协会和美国睡眠技术专家协会审核评估。了解睡眠时间能够避免因为设置超过合理睡眠时长而引发一系列儿童失眠问题，不单单影响儿童，更是困扰家长。

表 9-3　不同年龄儿童的推荐睡眠时间

年龄和状况	推荐睡眠时间
婴儿（4～11 个月）	12～16 小时（包括小睡）
幼儿（1～2 岁）	11～14 小时（包括小睡）
学龄前儿童（3～5 岁）	10～13 小时（包括小睡）
学龄儿童（6～12 岁）	9～12 小时
青少年（13～17 岁）	8～10 小时

对于新生儿（0～3 个月大），美国睡眠基金会（NSF）建议新生儿每天睡 14～17 个小时。虽然大部分的睡眠都发生在晚上，但由于需要喂食，新生儿夜间和白天的睡眠都是断断续续的。所以新生儿的睡眠模式可能会出现波动，但这并不一定表明存在睡眠问题。婴儿会在六个月左右开始巩固他们的夜间睡眠时间。

下面我们再来说一说良好的睡眠习惯有哪些。

（1）选择一个就寝时间，并坚持下去

在 3～5 个月大时，孩子睡眠逐渐规律，应该帮助他们固定就寝时间，一般不晚于 21 点，也不宜过早。

孩子开始上幼儿园后，为他设定一个全年一致的固定作息时间。节假日的就寝和起床时间应和平时保持一致。如果孩子在周末想多睡 2 小时，则表明其可能在一周内睡眠不足。

（2）睡前活动

睡前一小时营造安静的氛围。安排 3 ~ 4 项睡前活动，如刷牙、洗澡、穿睡衣、阅读等放松活动，让孩子放松下来。活动内容基本保持一致，固定有序。

避免在睡觉前进行高能量活动，例如活跃的游戏和刺激性活动。

避免睡前一小时使用电子媒体设备（电视、笔记本电脑、智能手机），并将这些设备放在卧室之外。孩子很容易养成睡前使用社交媒体或需要电视才能入睡的坏习惯。

不要让孩子饿着睡觉。睡前吃点东西（如牛奶和饼干）是个好主意。然而，在睡前一小时或两小时内进食过多可能会影响睡眠。

（3）睡眠环境

卧室保持空气清新，温度适宜（大约 18 ~ 24 摄氏度）。保持孩子卧室安静和黑暗。对于恐惧黑暗的孩子来说，低亮度的夜灯/声控灯也是可以的。不要在卧室放置电视、电脑、电话等设备。

不要让孩子在床上玩电脑游戏、发信息或做作业。卧室应该是一个安静的地方，只是用来放松和睡觉。

家长不要在孩子的卧室里惩罚或者批评他们。

（4）入睡方式

培养婴幼儿独自入睡的能力，在婴幼儿困了，但未睡着时将其单独放置在婴儿床/小床里睡觉。这有助于他们学习如何独自入睡。如果学龄前儿童在半夜醒来，还是要让他们回到自己的床上睡觉。

不宜摇睡、搂睡。至少在幼儿睡前1小时喂奶，将喂奶、进食与睡眠分开。

儿童哭闹时父母先耐心等待几分钟，再进房间待在其身边1~2分钟后离开，重复以上步骤，并逐步延长等候时间，帮助婴幼儿学会独自入睡和完成整个夜间连续睡眠。

婴儿与父母同一房间，宜睡在婴儿床里。幼儿期可逐渐从婴儿床过渡到小床，有条件的家庭宜让儿童在单独一个房间睡觉，让孩子习惯于睡觉时父母不在卧室。

（5）日间习惯

早上起床后不久，鼓励孩子接受自然光照射。自然光可以帮助青少年醒来并开始新的一天。

确保孩子每天日间尽可能多在户外活动，并定期进行锻炼。

避免含有咖啡因的产品，如含咖啡因的苏打水、咖啡、茶和巧克力。

睡眠的具体改善方法

（1）睡前仪式

建立稳定的睡前仪式对行为性失眠的所有表现（抵抗就寝、入睡所需时间较长和夜醒）都有帮助。这种仪式可以持续20～45分钟，有3～4种安抚方式，如洗澡、换睡衣和讲故事；不包括看电视或使用其他电子设备。

在孩子困倦前，给予其适当的睡眠联想，比如夜间触手可及的物品，例如绒毛动物或毯子等，尽量减少入睡时对父母在场的依赖。睡前仪式的一个重要部分是建立就寝和睡眠时间表。始终如一的夜间就寝时间有助于强化儿童的生物钟。

（2）系统性忽视

有些孩子总是需要父母在其入睡过程中待在卧室或在夜间醒来需要唤醒父母以求安抚。这就需要父母突然撤去相应的陪伴，尽管听上去有些残忍，但这通常能使孩子睡觉时不再需要父母的协助。

原始版哭声免疫法，是指在指定的就寝时间将孩子放在床上，无视孩子的哭闹，直到第二日早上的指定时间再来查看。虽然这是一种极为成功的方法，但大人往往不忍这样做。

渐进式哭声免疫法，是在孩子困倦但还没睡着时放到床上，然后逐渐拉长查看孩子的间隔时间。每次查看花 1 ~ 2 分钟，可以抚摸，但是不要抱。间隔时间可以依据父母对哭泣的忍耐度和孩子的情况决定。对于大一些的儿童，可以采用正面强化的方式。父母只在孩子做出正确行为的时候（如，安静地躺在床上尝试睡觉）才回到其卧室查看。如果孩子在父母短暂查看后变得更加激动，可能要降低查看频率。

对于还没有形成昼夜节律的婴儿，如果他们半夜醒来，但没能重新入睡，可以通过说话或触摸来安抚他们，但不要抱起他们。如果他们继续哭泣，他们可能饿了或需要换尿布，那就开个夜灯安静地喂奶、换尿布，然后平静地离开。

（3）调整就寝时间

有一些孩子躺床上睡不着的问题可能来自于自然的"夜猫型"生理节律偏好，设定的就寝时间和孩子的入睡时间不符。该方法需暂时将就寝时间设定为孩子当前的入睡时间，然后逐渐将熄灯时间提前。通过在数周内将就寝时间逐渐提前来改变孩子的昼夜节律偏好。

（4）正面强化

为了鼓励学龄前儿童和更大的儿童，家长可以从贴纸表格强化策略中获益。例如，孩子一旦完成目标，次日早晨第一件事情就是要给予孩子贴纸奖励。此外，设定的目标必须是可以实现的。例如，最初儿童可能仅仅是整夜睡在自己的床上就能够赢得贴纸奖励，即便其还是需要频繁地呼唤父母。随时间的推移，可以设定更具挑战性的目标。对于学龄儿童，可以调整奖励以符合儿童的兴趣，但应保证奖励仍是可马上获得的。多个小奖励比少量大奖励更有效。

（5）年龄较大的儿童和青少年

通常是因为焦虑使失眠持续或生理节律紊乱。治疗所需的行为干预方式通常与成人相似。

在家长对孩子进行一系列的睡眠习惯改善的过程中，孩子会因为不适应而产生类似于拖延就寝的行为，家长要予以漠视，并应始终如一地贯彻行为干预，不能够左右摇摆。预计在改变之初，孩子的抗议行为可能会暂时升级。

10

常见睡眠障碍

　　睡眠障碍和睡眠医学是跨多学科的领域，因此，患有睡眠障碍的人可能会去找跨领域的专家，例如跨学科研究过精神病学、神经病学或内科学的睡眠专家。目前在中国除少量医院外，暂时没有睡眠中心、家庭医生和专业健康管理，也不存在睡眠诊断，因此了解标准的睡眠问题诊断流程和方法，也有利于自我诊断。

　　通常，发现自己有睡眠障碍的人，大多都是因为晚上失眠无法入睡，或总感觉白天太困。当然也有人因为晚上大声打鼾影响配偶或者同屋人休息，或者因为自己的双腿抽动无法睡觉而去医院寻求帮助。虽然睡不好的症状很多，但最常见的三种睡眠障碍现象还是：晚上难以入睡、白天犯困、睡觉时打鼾声过大。

　　但是要确认睡眠相关问题，往往需要从他人那里获得反馈，因为人睡着了根本不知道自己的情况，无法描述症状和现象。家庭成员或配偶的反馈就变得非常重要，同床的伴侣或者同屋的家人、朋友可以提供更多的关键信息。另外因为睡眠障碍的影响从长期来看是一种慢性病，不到晚期非常严重时，可能不会引起太多关注。特别是一些人在多年的病情演变中已经习惯了白天昏昏欲睡的状态，自己都不觉得有问题，但配偶、家庭成员或其同事则可能发现明显的白天疲倦或嗜睡状况。所以如果有他人向你反馈相关问题，自己要重视。

　　如果发现自己有睡眠障碍，那么就需要收集自己的健康信息，可问自己以下问题：睡醒后是否精神焕发？夜间有没有特殊的症状，比如经常感觉很热、满头大汗地起床去洗手间？如果无法入睡，你会怎么办？失眠时，你在想什么？很多看似不相关的健康问题，实际上可能是很关键的诱因，有可能会严重影响睡眠，导致睡眠障碍。所以我们平时也需要记录自己的健康历史和其他病史信息。

如果推测自己有睡眠障碍，那么你可以先去医院进行上呼吸道检查，排除上呼吸道和咽喉导致的阻塞性睡眠呼吸暂停相关症状，有时医师在体检过程中就能发现导致你夜间睡眠不好的原因。如果排除了呼吸道导致的阻塞性睡眠呼吸暂停，且没有明显的白天昏昏欲睡现象，我们还可以使用前面提到过的睡眠测试表，来做主观评估或者更进一步的测试评估，比如我们曾讲过的爱华氏嗜睡量表，就是最常用的评估工具之一。

长期的睡眠问题大多起源于我们的生活方式或生活环境。睡眠环境中的噪声和温度变化以及其他因素都可能会影响我们获得充足的宁静睡眠。我们可以通过增加额外的睡眠来弥补暂时的睡眠不足。如果睡眠问题长期无法解决，就会变成慢性的长期睡眠障碍，那么很可能需要医疗干预。

专业的睡眠障碍中心或睡眠科医生会使用本书中多次提到的**多导睡眠图**（polysomnography）来测试记录患者的睡眠，以此进行评估和诊断，比如睡眠呼吸暂停、白天过度嗜睡、抑郁症，以及任何睡眠期间的异常行为等。基本上，当无法弄清一个人为什么失眠的时候，医师都会借助多导睡眠图来寻找潜在的原因。但是使用多导睡眠图需要借用专业的睡眠实验室，而且需要患者去实验室连续睡至少两晚，才能测出结果，所以国内具备该条件的医院可能不多。

我们还可以进行多次入睡延迟测试，该测试可评估白天过度嗜睡程度，医院也用它来诊断发作性睡病。这个测试在白天进行，患者在一天中尝试小睡 5 次，每次间隔 2 小时。记录平均睡眠延迟时间以及 REM 睡眠的次数等重要指标。如果入睡速度过快则说明有嗜睡问题。

医院有很多辅助检查的手段，当然无论你是决定去医院还是先行自我观察，都可以先通过前文提到的问题清单对自己的睡眠情况进行大致的了解。你还可以做每日的睡眠记录，在后面的章节，我会告诉你如何记录。

1979 年，美国睡眠障碍协会发布了第一个专门针对睡眠障碍的分类系统。在过去的几十年里，科学界对睡眠健康的认识和理解不断发展。目前睡眠障碍的种类有很多，有些是独立发生的，有些是并发的。

10.1　阻塞性睡眠呼吸暂停

阻塞性睡眠呼吸暂停（OSA）是由于睡觉时喉咙后部的呼吸道被阻塞，从而限制了到达肺部的空气量。这个时候患者会打鼾或者呼吸有异声，大脑和身体的氧气流量减少，夜晚多次醒来，个人却可能毫无意识。

在我国估计有 1.76 亿人患有阻塞性睡眠呼吸暂停，这个数字也可能被低估了，部分原因是大部分人对它的危险和表现没有认知。随着肥胖人士越来越多，患病人数在可以预见的将来还会继续上升。男性、老年人和绝经后的女性的患病比例会高一些，儿童患病的情况也比较常见。

绝大多数患者不会意识到自己有打鼾及呼吸暂停的问题，他们通常只能从床伴、家庭成员或室友那里了解情况。为了方便大家自行判断，以下是一些常见的信号。

打鼾伴随窒息或喘气：夜间打鼾是一种再常见不过的现象了，那种声音就像是能从墙壁上吸掉油漆一样。根据美国睡眠医学会 2021 年的一项调查，近 70% 的人报告说他们的伴侣在睡觉时会打鼾。全世界 57% 的成年男性会习惯性打鼾、女性中大约有 40% 的人会打鼾，有 10% 的儿童也会打鼾。在我们睡觉的时候，身体肌肉基本上是放松的，包括呼吸道周围的肌肉，保证我们的一呼一吸是平稳顺畅的。如果呼吸道不顺畅就会打鼾，有的打鼾不会威胁自身的生命，但如果呼吸道堵死了，就会像憋气一样出现呼吸停止，随即人突然喘着粗气醒来不知道发生了什么。这种情况非常典型。

疲劳、白天嗜睡、早上头痛：出现白天过度嗜睡，看电视、开会或开车时难以保持清醒，是因为睡眠呼吸暂停会频繁导致人觉醒，从而阻止身体获得其所需的高质量睡眠。疲劳和嗜睡是有本质区别的。人们总是在无聊、单调或者非常不合时宜的环境场合陷入睡眠，比如开车、阅读、看电视、开会等。喝咖啡也许会掩盖嗜睡的本质。男性很容易出现白天嗜睡，然而女性可能只是会出现白天疲劳。但因为很多人都觉得白天疲劳很常见，所以就不在意。对于不确定自己日间嗜睡到底是真的嗜睡还是疲乏的人，可以通过爱华氏嗜睡量表做辅助判断。但这点并不绝对，威斯康星州睡眠队列研究（1993）表明，只有37%的严重睡眠呼吸暂停患者报告了自己白天嗜睡。

肥胖：我们在睡眠门诊经常能看见在椅子上睡着的胖胖的人。体重指数（BMI）为30或更高的成年人，体重每增加10%，睡眠呼吸暂停的风险会增加6倍。同时，睡眠呼吸暂停还会反向导致体重进一步增加。

颈围粗：当男性颈围大于43厘米，女性颈围大于40.5厘米时，更容易患阻塞性睡眠呼吸暂停。

夜间经常需要小便：有许多经历了呼吸暂停的人，半夜突然醒来时会出现打鼾和喘气的现象，有一些人会在晚上莫名醒来四五次，他们自己也不知道为什么，有的人以为是年纪大了前列腺尿液过多，要去洗手间所致。

高血压：30%～40%的高血压患者也有阻塞性睡眠呼吸暂停。心脏在正常睡眠情况下是处于休息状态的，而呼吸暂停时，血氧饱和度下降，为了继续呼吸，心脏被迫拼命工作。每暂停一次，心脏就要承受一次压力。因此，阻塞性睡眠呼吸暂停让患有心脑血管疾病的人发生中风和心脏病发作等突发状况的风险更高。

据英国打鼾和睡眠呼吸暂停协会（British Snoring & Sleep Apnea Association）称，研究发现，男性被转诊进行睡眠研究的可能性是女性的两倍。这主要是因为医生做判断时经常依赖于打鼾症状，而男性更会因为打鼾严重而去看医生。另外，几乎一半的女性因为尴尬或者羞耻不愿意说自己打鼾。女性一般反映自己白天困倦、头疼、抑郁，因此也就没有往阻塞性睡眠呼吸暂停上去考虑。另一项研究发现，超过 90% 的中度至重度睡眠呼吸暂停女性未被诊断出睡眠呼吸暂停。据美国梅奥诊所称，1/10 的中年女性患有阻塞性睡眠呼吸暂停，而且更可能发生在更年期之后。与男性相比，患有阻塞性睡眠呼吸暂停的女性有心脏相关问题的风险更高，可能是因为绝经后激素保护作用的丧失和体重增加。所以女士们一定要对自己诚实，依靠伴侣或者睡眠监控软件 / 硬件做出判断。

如果是独居，你可以借助一些睡眠 APP 或可移动硬件辅助检测睡眠，收录识别打鼾声音。这对于自己和医生做判断很重要。一般来说，对于存在诸如白天嗜睡、睡眠中窒息或倒吸气等情况的人，特别是同时存在诸如肥胖、男性，高龄和绝经期后的女性等因素时，就应该去看医生了。并不是说女性不容易发生阻塞性睡眠呼吸暂停，只是在绝经以前，雌性激素和黄体酮的作用保护了女性。

阻塞性睡眠呼吸暂停主要发生原因

这种呼吸道的阻塞导致的上气道狭窄可能归因于扁桃体或腺样体肥大，颈部、下巴、舌头的结构问题，颈部有脂肪沉积的肥胖者，吸烟喝酒、鼻塞、激素异常、仰睡、镇定类药物。当我们睡觉时，全身肌肉都会放松，也包括呼吸道、喉咙区域在睡眠时变窄、阻塞，此时如果有上述任何问题，因为肌肉的松弛，呼吸道变得更加窄小，特别是当我们进入睡眠后期的快速眼动期。除了隔膜，喉咙这片肌肉都是麻痹的，气道会进一步缩小。

因为体内的氧气越来越少，二氧化碳浓度越来越高，当极为缺氧的时候身体为了自救会让人拼命大吸一口气恢复体内正常的含氧水平，这时就很容易醒来，严重的时候每个小时可能要醒二十几次，使人无法获得一个完整的睡眠，白天必会困乏。更严重的是，因为身体在睡眠过程中，总是不能处于一个稳定状态，所以就会因为持续缺氧，导致血压升高、脑压上升、心脏长时间承受大负荷工作量，时间久了，很容易患心脏病和出现其他心血管问题。

还有一种情况是呼吸时，呼吸道有更多的负压，气道壁容易被吸住。酒精和缺乏睡眠会加剧这种情况。因此，一名平时不打鼾的足球运动员，如果喝了啤酒入睡，他很可能会打鼾。

除了呼吸道的物理堵塞，阻塞性睡眠呼吸暂停有时也和换气不足有关。隔膜虽然没有停止移动，喉咙也没有阻塞，但就是没有吸入或排出足够的空气，有可能是因为夜间关窗导致通风不足，或在睡眠过程中二氧化碳含量过高。

阻塞性睡眠呼吸暂停会导致夜间睡眠中断和整体睡眠变浅进而导致睡眠不足。睡眠不足会影响一个人的身体、心理和情感健康，因此，睡眠呼吸暂停与多种健康问题有关也就不足为奇了。阻塞性睡眠呼吸暂停其实是非常危险的事情。它带来的副作用并不仅仅体现在打鼾、嗜睡、呼吸暂停。由于它会影响体内的氧气平衡，未经治疗的睡眠呼吸暂停会增加各种心血管问题的风险包括，高血压、心脏病和中风。

患有充血性心力衰竭、房颤、高血压、冠心病和心绞痛的患者，并发阻塞性睡眠呼吸暂停的概率分别为 50%、50%、80%、35%、30%。《睡眠心脏健康研究》还发现阻塞性睡眠呼吸暂停本身就是引发冠心病的一大危险因素。如前所述，除了呼吸暂停对于睡眠的影响，更可怕的是它会诱发其他疾病。

阻塞性睡眠呼吸暂停的治疗方法

如果有睡眠呼吸暂停的症状，那一定要找医生寻求帮助。如果不清楚造成睡眠呼吸暂停的根本原因，就很难治疗。治疗确实可以改善睡眠质量，提高整体生活质量；改善人在白天的警觉性、注意力和情绪；减少医疗费用；改善大脑和心脏的健康。由于个体之间的差异很大，具体用哪一种方式来治疗，在很大程度上取决于个人的偏好。

持续气道正压通气（CPAP）是最常见也最有效的治疗方式，它操作简单，且非侵入性。通过人在睡眠时佩戴的面罩提供的恒定气流，防止气道塌陷，保持气道畅通，在提高生活质量的同时降低血压。采用这种方式的缺点是有些人觉得戴面罩不舒服，易口干、眼睛发红、鼻子干燥等。对于经常出差的人，鼻呼气正压通气（nEPAP）装置比 CPAP 便携。它是一次性使用产品，在入睡前将其插入鼻孔，可在呼气时提供正压并防止上呼吸道塌陷。

减肥，通过改变饮食、每周进行至少 150 分钟的中等强度运动减重，确实有效果，很多人的症状明显减轻。减肥的同时配合 CPAP 的使用对于提高睡眠效率更有效。

避免饮酒、抽烟，这一步太重要了。减少镇静剂（安眠药）的使用。

改变睡姿。一项研究发现，近 62% 的阻塞性睡眠呼吸暂停患者是以仰卧为主的睡眠呼吸暂停。仰卧睡觉会导致呼吸道阻塞或变窄，建议试试侧睡。我们睡着以后很难控制自己的身体，大家可以买一种保持侧睡的枕头或垫高枕头。垫高枕头或是垫高床头也有助于打开呼吸道。

下颌前移装置 / 口腔矫治器，下颌前移装置覆盖上下牙，防止上呼吸道阻塞。这些设备静音、易于使用且比 CPAP 机器便宜。如果你患有轻度 OSA 或仅在仰卧时出现 OSA，则使用下颌前移装置效果更佳。

在卧室使用加湿器。干燥的空气会加剧打鼾，而加湿器可以让空气保持湿润，将有助于润滑喉咙和进气通畅。如果因感冒或过敏引起的鼻塞是你打鼾的原因，那么给面部蒸汽会特别有用。

控制容易诱发炎症的食物，加工肉、牛奶等乳制品，以及反式脂肪、红肉、糖类都容易导致鼻子和喉咙组织发炎。

10.2 中枢性睡眠呼吸暂停

中枢性睡眠呼吸暂停（CSA）是一种更为罕见的睡眠呼吸暂停类型。呼吸困难不是因为气道本身，而是大脑和控制呼吸的肌肉出现问题，导致呼吸停止了一段时间。虽然比起阻塞性睡眠呼吸暂停来说，中枢性睡眠呼吸暂停并不常见，但后果更严重。CSA 通常很少单独发作，更多是作为其他病症的并发症发作。虽然 OSA 和 CSA 是不同的情况，但它们可以同时出现在所谓的混合性睡眠呼吸暂停中。此外，用持续气道正压通气（CPAP）治疗 OSA 可诱发中枢性睡眠呼吸暂停，这被称为治疗性中枢性睡眠呼吸暂停。

中枢性睡眠呼吸暂停分为两类，第一类是通气不足，大脑无法有效地向呼吸肌发送信号以启动呼吸。在这些情况下，二氧化碳通常会积聚，脑干无法充分感知体内二氧化碳的水平，导致呼吸更慢、更浅。第二类中枢性睡眠呼吸暂停涉及过度换气（深呼吸和快速呼吸），然后呼吸暂停。这种类型的中枢性睡眠呼吸暂停是由异常的起搏和呼吸控制导致的。

　　大多数患有中枢性睡眠呼吸暂停的人都会遇到白天过度嗜睡、睡眠碎片化、醒来感觉精神不振、夜间出现呼吸暂停的情况。与 OSA 相比，打鼾不是中枢性睡眠呼吸暂停的常见症状。中枢性睡眠呼吸暂停通常与有中风、大脑感染或其他脑干损伤等问题的人有关，以及那些服用麻醉止痛药和其他睡眠诱导药物的人。

　　中枢性睡眠呼吸暂停的治疗方法取决于中枢性睡眠呼吸暂停的类别。

10.3　睡眠相关的通气不足

　　睡眠相关的通气不足是一种会中断正常睡眠的呼吸疾病。睡眠相关的通气不足可能是由于呼吸力微弱、气道阻塞或肺部受损导致。睡眠相关的通气不足经常与其他睡眠障碍、其他疾病、神经系统疾病、药物滥用有关，也可能独立发生。

　　判断是否患病，主要通过多导睡眠图监测或其他睡眠监测。若血氧饱和度持续下降，持续 5 分钟以上低于 90%，最低点为85%，或在 30% 以上的睡眠时间里血氧饱和度低于 90%，都是有病症的表现。肺部出现其他换气不足的病症，也可能是患病的表现。

睡眠相关的通气不足可能发生在任何年龄的人身上。由于许多不同的潜在疾病都会导致睡眠相关的通气不足，因此体征和症状可能因人而异。最常见的症状包括：

- 白天嗜睡
- 睡觉时频繁醒来
- 早上头痛
- 失眠
- 肠胃问题
- 眩晕
- 运动能力下降

大量睡眠相关的通气不足的患者没有症状，或者在早期只有轻微症状，所以很多人意识不到潜在问题。早期睡眠相关的通气不足可发展为慢性换气不足障碍，并导致更严重的健康问题。

发病期间都会发生什么？

睡眠相关的通气不足的患者的正常呼吸受到限制，导致血液中氧气含量低，二氧化碳含量升高。血液中的二氧化碳滞留会导致呼吸性酸中毒，或血液中酸含量升高，阻断细胞呼吸。

与睡眠呼吸暂停有什么不同？

睡眠相关的通气不足是睡眠期间氧气流量减少，而睡眠呼吸暂停是睡眠期间呼吸暂时停止。它们可以同时发生。

患病原因

多种因素可导致睡眠相关的通气不足，例如潜在的其他病症、环境和遗传。

尤其值得注意的是，肥胖本身就会增加呼吸系统的额外负担，并会降低肺活量，超重人士睡眠相关的通气不足通常被单独诊断为肥胖通气不足综合征（OHS）。

治疗

在确定致病原因后，一般都是对症下药，可能是减肥、减少物质依赖、戒酒等。如果还存在睡眠呼吸暂停或其他睡眠障碍，则可能需要使用专业设备在睡眠时持续向肺部输送氧气。

10.4 嗜睡障碍

某些人会觉得自己总是感到疲倦，有时在白天就突然睡着了。嗜睡障碍（Hypersomnolence）就是怎么都睡不够，总是感到过度疲劳，夜间睡得更多或在白天爱打盹。

当前的诊断标准依赖于多导睡眠图和多次睡眠潜伏期测试。目前治疗嗜睡障碍的重点是提高警觉性。在 DSM-5 中，嗜睡障碍标准包括：①尽管睡够了 7 小时，但仍然觉得困；②很难醒来；③同一天内多次睡觉。有调查认为，白天过度嗜睡的都市人群数量占比大概在 10% ~ 20% 之间，他们一般每周平均有三天感到困倦。嗜睡对情绪和身体健康产生显著影响。

嗜睡可能由多种因素引起，因此医生会首先使用爱华氏嗜睡量表来评估人白天嗜睡的严重程度，寻找潜在的原因，排除器质性因素。嗜睡障碍可能的病因如下：

- 睡眠不足
- 其他睡眠障碍，如阻塞性睡眠呼吸暂停和发作性睡病
- 睡眠环境不佳导致睡眠质量不高
- 神经系统疾病，例如帕金森病和癫痫症
- 精神障碍类疾病，如抑郁和焦虑
- 心脏和肝功能衰竭等身体健康问题
- 使用药物或成瘾性物质，如止痛药和酒精

嗜睡障碍的治疗主要是通过认知行为疗法调整生活方式，包括限制咖啡因和酒精的摄入量、吃健康食品和避免睡前剧烈运动。当然也有一些处方药物可以治疗嗜睡障碍。

10.5 发作性睡病

发作性睡病（narcolepsy）是另一种涉及过度睡眠的睡眠障碍，睡意会在醒着的时候突然出现，没有任何预兆且无法控制，面对突如其来的瞌睡个人完全没有招架之力，每天清醒和睡着的

状态经常随机切换。发作性睡病的准确病因未知，据推测和大脑神经系统出错有关。

发作性睡病听起来和前面的嗜睡症很类似，症状都是白天嗜睡和有过度睡眠倾向，很多人也经常搞混，但其实发作性睡病更严重和罕见，涉及快速眼动变化、睡眠中断等因素。与嗜睡症患者相比，发作性睡病患者的夜间睡眠障碍更严重，睡眠质量严重下降。发作性睡病和嗜睡障碍之间的主要区别在于各自的起源、病症的表现方式以及它们如何影响生活。

若一个人会在白天任何场合或不应该睡觉的场合（例如，吃饭、交谈、开会、行走）突然间昏睡，大约 5 ~ 10 分钟后醒来，且在一天中多次发生，这就是发作性睡病。说简单些，就是一个人无法控制自己的睡眠和清醒的状态。不但如此，患者昏睡后几分钟就会进入快速眼动睡眠，而正常人一般需要至少一个小时。在发作性睡病中，快速眼动睡眠是不规则的。因为大脑的变化会扰乱睡眠的运作方式，这些干扰还会导致白天嗜睡和发作性睡病的其他症状。

据美国国家睡眠基金会估计，大约每 2000 人中就有 1 人患有发作性睡病，且男性和女性的发病率相同。目前科学界对于发作性睡病的根源还在探索阶段，有一种假说是大脑中负责制造食欲素的神经元丢失。食欲素有很多重要作用，其中两个作用是保持清醒和抑制快速眼动睡眠。如果没有足够多的产生食欲素的神经元，身体就无法适当地维持睡眠—觉醒周期。研究发现有一部分发作性睡病患者的能产生食欲素的神经元比正常数量减少了90%。

发作性睡病的症状非常"戏剧化"。发作性睡病症状通常被称为"四联体"，意味着有四个核心症状：白天过度嗜睡、睡眠麻痹、幻觉和猝倒。尽管每个患有发作性睡病的人都会在白天过度嗜睡，但其他症状并不常见。

白天过度嗜睡是发作性睡病的主要症状，是指一个人无论夜间睡了多久，白天都会感到疲惫，还能毫无预兆地在任何时间、地点、场合突然睡着，小睡后会短暂地精神焕发。他们很少能体会到一直精神的感觉，因为他们一直处于极度睡眠不足的状态。

睡眠瘫痪：发作性睡病患者经常在入睡后15分钟内进入快速眼动睡眠，快速眼动睡眠的梦境可能会令他们突然清醒，产生睡眠麻痹，发现自己的手脚不受控制。

猝倒症：对于有猝倒症的患者，愤怒、惊奇、欢笑和兴奋等猛烈的情绪波动，很容易引发肌肉失去控制，使他们的肌肉发软，然后接近肌肉麻痹，昏睡几秒或者几分钟。原因是大脑里负责控制快速眼动睡眠阶段麻痹肌肉的功能被错误激活。一些患者每年仅发作几次猝倒，而另一些人每天可能发作十几次或更多次。

与睡眠相关的幻觉：在入睡时或醒来时，在卧室里看到某物或某人，分不清自己是在做梦还是醒着。研究人员认为幻觉代表了快速眼动的梦境和半清醒的现实混合了。入睡幻觉（hypnagogic hallucinations）、觉醒幻觉（hypnopompic hallucinations），这些体验本身并不是病理性疾病的症状，都是良性睡眠现象。然而，如果和其他症状（如猝倒和睡眠麻痹）同时出现，则可能是患有发作性睡病。觉醒幻觉可能是比入睡幻觉更明显的关于发作性睡病的提示。

夜间睡眠中断，人可能会在夜间多次醒来。

晚上，有发作性睡病的孩子可能睡得更久，并且在睡眠期间有更活跃的身体动作。

目前，国际上主要以症状、病史、白天过度嗜睡评估、爱华氏嗜睡量表（ESS），多导睡眠图（PSG）、多睡眠潜伏期测试（MSLT）和脊椎穿刺来评估发作性睡病。DSM-5 对于发作性睡病的标准症状概括如下：

- 反复的、不可阻挡的强烈睡意，在一天内多次睡觉或打盹
- 在三个月内每周至少出现 3 次突然睡着的症状
- 每月出现几次丧失肌肉控制的情况，无法控制面部表情
- 下丘脑分泌的各种神经激素缺乏
- 快速眼动睡眠潜伏期缩短或无规律

发作性睡病最大的潜在危险就是可能会引发安全事故。因为在驾驶等环境中，睡眠发作、困倦和猝倒可能危及生命。据估计，患有发作性睡病的人发生车祸的可能性要比一般人高出 3 ~ 4 倍。发作性睡病还会干扰学习和工作，导致人困倦和注意力不集中。

很可惜的是，对于发作性睡病并没有什么有效的治疗方法。但有三种方式可以缓解病症。

1）服用药物以减轻病症。

2）改变生活习惯。白天小睡，夜间不熬夜，保持一致的就寝和起床时间，积极锻炼，寻求心理支持，注意谨慎驾驶。

3）自然疗法。食用咖啡因含量约是咖啡豆的 2～4.5 倍的瓜拉纳，或吃辣椒以保持清醒等方法。

10.6 与睡眠有关的运动障碍

不安腿综合征

不安腿综合征（RLS），也被称为 Willis Ekbom 病，是一种神经运动障碍性疾病。典型表现是强烈的、不可抗拒的移动腿的冲动。由于下肢总会有不舒服感，所以人会忍不住伸展、摇晃腿部或走路来缓解不适。人不活动时（比如放松或者躺下），症状反而更严重。

这种异样感会在夜间加重，人在睡眠期间也会因为不自觉地抽动双腿而被迫醒来，睡眠碎片化，无法获得完整睡眠。有一些人还需要被迫起床伸展腿部或者踱步。因此睡眠不足会导致他们白天疲乏。

不安腿综合征是一种在孕妇中常见的睡眠障碍，大约 1/5 的孕妇会在孕晚期经历这一病症。它会影响约 5% 的普通人群，以及 10% 的 65 岁以上人群。2015 年郑州大学第一附属医院的流行病学调查显示，儿童和青少年患病率大约在 2.19%，患病率随着年龄的增长而增高，女性高于男性，患病率分别为 2.7% 和 1.7%。约有 13% 的孕妇每周出现一次不安腿综合征症状。北京协和医学院群医学及公共卫生学院对 343 例原发性不安腿综合征患者的 6 年随访发现，伴有失眠、嗜睡症状的人 6 年后的生理功能都会下降，跑步、爬楼梯、做家务、提重物、洗澡这些基础行动能力都会下降。

不安腿综合征的发病原因目前尚不清晰，大多数研究人员认为是中枢多巴胺系统紊乱造成的，与缺铁性贫血、偏头痛、神经问题等有关联。国际上认为不安腿综合征的遗传率大约有 60%，有一半的发病人群家族成员是有患病史的。

因为不安腿综合征的症状表现很特别，医生也是根据患者对症状的主观描述及一些其他检验来做综合判断的。

- 长时间静止后，患者不自觉地移动腿的情况变得更严重
- 移动受影响的身体部位后，患者会感觉舒服
- 症状在傍晚和夜间更加严重
- 每周至少发作几次，此状况至少持续 3 个月
- 对患者的生活和工作造成了重大影响
- 症状不能归因于另一种精神障碍或医疗状况（例如，关

节炎、腿部水肿、外周缺血、腿部抽筋），也不能用行为状况
（例如，坐姿不当、习惯性跷脚）来解释

· 这些症状不能归因于滥用药物或药物治疗的生理作用

孕妇、缺铁的人、慢性肾功能衰竭的人发生不安腿综合征的
可能性是其他人的 2 ~ 5 倍，咖啡因、尼古丁、酒精和一些精神
类药物的使用也会使症状加重。如果是因为缺铁，医生一般会建
议补充铁剂，或者是提高多巴胺的分泌，让人兴奋起来，减轻腿
的不适感，减少产生抑郁情绪的可能性。

对于轻症，最简单的方式就是多锻炼、拉伸。一项研究发现
不安腿综合征患者在参加锻炼六周后症状减轻了 39%。可以配合
腿部按摩，水疗（热敷或冷敷等），少喝咖啡，不抽烟，不喝酒，
保持良好的睡眠习惯。而针灸经过证实，对于夜间腿部不适、焦
虑抑郁的情绪都有缓解作用。

周期性肢体运动障碍

周期性肢体运动障碍（PLMD），有时也被称为夜间肌阵挛，
是一种常见的异态睡眠，影响多达 40% 的 65 岁以上的人和 11%
的失眠患者。患者在睡眠中反复出现下肢抽搐、痉挛。尽管绝大
多数患有不安腿综合征的人都会出现周期性肢体运动，但不是说
夜间动腿就是不安腿综合征。90% 的不安腿综合征患者在夜晚进
行睡眠记录时会出现周期性肢体运动，这种运动只是一种征兆。
若睡眠时周期肢体运动导致了失眠或白天嗜睡，且无不安腿综合

征或其他相关疾病，只是独立发生，则为周期性肢体运动障碍。两者的主要区别是不安腿综合征会产生自主运动，患者在清醒状态下抽搐或者踢腿以克服大脑感知到的不适；而周期性肢体运动障碍是非自主运动，只在睡眠期发生。

夜间患者会不自觉地间歇性地踢腿，每隔 20、30 或 40 秒，就会踢一次腿。与不安腿综合征不同的是，周期性肢体运动障碍只发生在夜间，本人也意识不到自己踢腿，只不过因为踢腿，他们的睡眠总是不完整，很容易一直在较浅的睡眠阶段徘徊。早上醒来会感觉疲惫，白天也都是昏昏沉沉的。

周期性肢体运动障碍通常与不安腿综合征并存，都是睡眠期间反复的肢体运动。周期性肢体运动障碍可以通过监测睡眠发现。基本上所有不安腿综合征患者都有周期性肢体运动障碍，但反过来却不是。

周期性肢体运动障碍的致病原因尚不清晰，可能也是因为多巴胺分泌不正常或脊髓神经间的沟通不畅。

一个与睡眠有关的周期性肢体运动障碍的特殊例子是重复性的头部撞击或身体摇摆，这种情况可能会伴随人入睡而发生，有时甚至在人熟睡后也会发生，反复出现。比如一个睡着了却不停撞头的孩子，他可能会撞坏颅骨，或撞坏墙壁和床板。遇到这种情况需要确保患者在睡觉时戴头盔或对墙面做减震缓冲处理。

轻度至中度的患者的治疗方式和治疗不安腿综合征基本一样：补铁，改善睡眠卫生习惯，减少咖啡因和酒精的摄入。情况严重的话，医生可能会采用药物治疗。通过适当的治疗，周期性肢体运动障碍的症状是可以控制的。

夜磨牙（bruxism）

你肯定听说过或目睹过夜磨牙的现象，那种咔咔声响，像是可以把石头磨碎。这种咬紧牙关、无意识的磨牙被称为磨牙症。在儿童、青少年和年轻人中更为常见，会影响 6%~50% 的儿童[一]。

夜磨牙的主要症状是在睡眠期间不自主地咬牙和磨牙。大多数的夜磨牙发生在非快速眼动睡眠的 N1 和 N2 的早期，一小部分在快速眼动睡眠期发作。人们是不会知道他们自己在睡觉时磨牙的，除非有人告知。夜磨牙发作期间施加的咬合力是巨大的，动作类似于咀嚼，有些人每晚发作高达 100 次。在这种情况下夜磨牙可能导致牙齿磨损，下巴、颈部疼痛或者头痛。

一个人为什么会磨牙？科学上认为夜磨牙有可能是原发性的，也可能是另一种疾病引起的。对于儿童，磨牙可能是因为过敏、牙齿不齐、口腔刺激、阻塞性睡眠呼吸暂停和遗传。儿童夜磨牙可能不会产生长期损害，因为他们的牙齿和颌骨变化很快，当他们失去乳牙时，他们可能会摆脱夜磨牙，一般来说无须担心。对成人而言，则需注意，生活压力[二]是一个重要因素，焦

[一] Prevalence of sleep bruxism in children : a systematic review. Machado E, Dal-Fabbro C, Cunali P A, et al. Dental Press J Orthod, 2014, 19（6）: 54-61.

[二] Psychosocial aspects of bruxism : the most paramount factor influencing teeth grinding. Wieckiewicz M, Paradowska-Stolarz A, Wieckiewicz W. Biomed Res Int, 2014（41）: 469187.

虑、遗传、吸烟、饮酒、咖啡因摄入都可能引发夜磨牙。有研究发现大多数人磨牙之前，大脑和心血管活动都会增强[⊖]，睡眠相关的呼吸障碍（阻塞性睡眠呼吸暂停）也与夜磨牙有关。

夜磨牙不会产生严重的影响，但需要注意牙齿被磨削的严重程度，是否会影响一个人的牙齿排列情况、饮食习惯，以及其他疾病。目前医学上没有任何治疗方法可以完全解决磨牙问题，对于轻症的人，可能是不需要治疗的。对于症状严重的人，治疗方法因人而异。可以尝试压力管理，或使用牙套、夹板、面部锻炼和按摩等方式来减轻症状。

10.7　物质或药物引起的睡眠障碍

由某种物质（比如酒精、咖啡因、药物、毒素）的药理作用引起的睡眠模式严重变化，被称为**物质或药物引起的睡眠障碍**。一般会引发四种睡眠障碍中的一种或多种，失眠和白天嗜睡最常见，而非快速眼动睡眠唤醒和快速眼动睡眠行为障碍较少见。由于某些物质的停药 / 戒断状态可能会持续很长时间，因此在停药1个月后仍然可能会出现睡眠障碍。很多安眠药虽然能在短期帮助人入睡，但长期后果可能是加重失眠。

⊖　The Relationship between Sleep Bruxism and Obstructive Sleep Apnea Based on Polysomnographic Findings. Helena Martynowicz，J Clin Med. Journal of clinical medicine, 2019, 8（10）: 1653.

对于长期喝酒导致酒精中毒的患者，酗酒会对其睡眠模式产生多重的有害变化。

睡前喝酒，在入睡初期酒精让大脑迟钝的确可以加速入睡。但问题是，酒精一旦被吸收，在深夜会导致睡眠连续性障碍，让人多次惊醒，即便没有醒来也是以浅睡眠为主。

如果有人长期摄入酒精，可能会出现非常严重的睡眠连续性障碍，且非常难治疗。即便戒了酒，睡眠问题也会持续数年才可能消失，在戒酒后的几年中依然缺少深度的慢波睡眠。

有一个有趣的科学观察是，酗酒者戒酒后，在康复初期快速眼动睡眠增加的人，他们的情绪起伏很大，因而有可能继续使用酒精来平息可能出现的一些焦虑、恐惧等强烈的情绪。因此，你也可以看出，嗜酒的人是用酒精在掩饰自己的心理问题，所以有睡眠问题也是必然的。

关于咖啡因，前面已经有详细讲解。成年人每日服用超过70毫克的咖啡因（相当于一杯意式浓缩的咖啡因含量），就会导致夜间睡眠质量下降，从而形成恶性循环。我建议大家控制咖啡的摄入量。现在越来越多的饮品中添加咖啡因，剂量也越来越大，这对未成年人的脑神经有较大影响。

大部分物质引起的睡眠障碍，都能在停止服用该物质后消失。

10.8 心理健康与睡眠

睡眠问题和其他心理疾病一直是高度关联的。在欧美，评估一个人的心理疾病问题，首先就是需要搞清楚他们是否有睡眠障碍，或者说睡眠质量不高。此外，有睡眠问题的人，大多数都会有心理健康问题。大部分时候，心理压力等精神疾病可能才是睡眠问题的根源。

我们很难把心理问题和睡眠问题彻底分开，因此有必要清楚地认识到睡眠和心理之间的复杂关系。我们已经知道，在慢波深度睡眠时，大脑处于一天中最安静的时期，一般处于恢复状态，而在快速眼动睡眠期，大脑和清醒时几乎一样活跃，处于代谢活跃状态。

（1）抑郁症

抑郁症是一种让人感到难过的疾病，忧郁、绝望、无助，患者觉得不值得活着，甚至会尝试自杀。抑郁会产生心理上的影响，也会产生生理影响，某些身体功能不能好好发挥作用了。

抑郁症产生的生理障碍之一是夜间睡眠模式改变。

难以在夜间入睡，入睡后也容易醒来，清晨起床时间比他们预想的早得多。

也可能出现嗜睡、睡不醒、白天困倦、反应迟钝。

这些睡眠问题可能会在抑郁症发作之前出现，在抑郁症时期尤其明显。重要的是，即使有人从抑郁症中恢复过来，他们可能仍会有一些睡眠问题。

通过功能性神经解剖学的分析，科学家发现抑郁症患者睡眠的变化是由于负责相关情绪调节的大脑发生了结构变化。也就是说明抑郁会导致生理变化。根据脑电图睡眠模式分析，科学家发现抑郁症患者的脑电图睡眠有非常特征性的模式改变。

最突出的发现是抑郁症患者更容易进入快速眼动睡眠阶段。第一个快速眼动睡眠期的持续时间可能更长。一整夜花费在快速眼动睡眠中的百分比会比健康个体更高。那些情绪低落的人，也是如此。

抑郁的人会减少在非快速眼动睡眠中的深度慢波睡眠，也就是以全身恢复为主的睡眠阶段。因此，抑郁的人无法进入深度的恢复阶段，整晚睡眠都保持着碎片化且浮躁的不良状态。

抑郁症患者有睡眠连续性障碍，无法深睡，在整个晚上比常人更清醒。所以，他们往往容易失眠，睡眠潜伏期会延长，更难入睡。他们在清晨也更容易提前醒来，即便他们想在早上七八点钟起床，但是他们的大脑会在四五点将他们唤醒，而且他们很难继续入睡。

睡眠问题的显现可以说是抑郁情绪长期堆积的结果，导致大脑情绪调控部分异常，因此首先需要缓解抑郁情绪。目前针对抑郁症的两种主要治疗方法是药物和认知行为疗法。大多数抑郁药物的作用原理都是增加单胺能基来减少快速眼动睡眠，以恢复快速眼动睡眠正常，从而影响情绪调节能力。但心理类药物都有副作用，我建议首选认知行为疗法。但不论针对抑郁症的治疗方法是什么，只要症状有所改善，睡眠都会改善。

（2）双相情感障碍（bipolar）

躁郁症，又称双相情感障碍，是指人会在两种极端情绪间徘徊，一个星期以上的躁狂期和一个星期以上的抑郁期。当患有双相情感障碍的抑郁症患者倾向于抑郁时，他们会花很多时间在床上睡觉；而当他们处于躁狂状态时，他们感觉自己精力充沛，睡眠需求大大减少，不想睡觉。但若这些人由于某些原因一整夜未睡，又很容易引发躁狂发作。

通过观察脑电图，科学家发现躁郁症患者情绪低落和症状缓解期间，他们倾向于卧床不起，处于嗜睡状态。而在其他时候，他们的快速眼动睡眠和慢波深度睡眠都很正常。单从脑电图来说，躁郁症患者没有什么异常，因此很难判断大脑的哪个系统出错了。

（3）焦虑

广泛性焦虑是现代社会中的常见问题。但要确诊为疾病，需要患者在持续六个月以上的时间里多次出现严重的广泛性焦虑。严重是指很难控制自己的担忧，发生至少以下三个情况：昏昏欲睡、睡眠变化、被束缚无力反抗和焦躁不安的感觉、容易疲劳、难以集中注意力、肌肉紧张、颤抖。

广泛性焦虑患者一定会有睡眠障碍。最常见的就是失眠、容易惊醒、睡醒了还是觉得累。这些睡眠问题会加重人的焦虑情绪，从而形成恶性循环。

广泛性焦虑症患者的脑电图显示，他们入睡的睡眠潜伏期很长，需要更长的时间入睡，容易失眠，易多次觉醒。他们的深度慢波睡眠减少了，但他们的睡眠总时长没有变化，快速眼动睡眠的持续时间或强度也没变化，这也说明焦虑和抑郁症、躁郁症等情绪障碍疾病不同，通过脑电图很容易区分。

（4）创伤后应激障碍（PTSD）

创伤后应激障碍也是一种焦虑症。这些人经历过带有强烈情绪反应的某种危险情况，从而留下心理阴影。最常见的例子是经历战争或性侵，这些创伤事件会在他们的大脑或梦境中反复出现，他们的身体会产生生理反应，突然回到经历创伤时的状态，仿佛他们正在经历创伤事件。

创伤性睡眠障碍患者大概率会重复地梦到当时导致他们产生创伤的事件，同时伴有严重的睡眠连续性障碍。通过睡眠多导图，可以观察到他们的周期性肢体运动也有所增加，比如偶发性的腿部抽搐，这些也会干扰睡眠。典型的创伤性睡眠障碍不仅发生在快速眼动睡眠期，也发生在非快速眼动期间，而且往往会在睡眠初期发生。

因此，这些创伤性睡眠障碍患者一般都有广泛性焦虑症和创伤后应激障碍，失眠和噩梦也就成了他们的常见睡眠障碍。

11

治愈失眠最有效的
认知行为疗法

失眠认知行为治疗（CBT-I）是至今为止被大量医学实践证实对失眠最有效且安全的治疗方法。虽然需要一些时间才能慢慢见效，但不会像药剂一样有明显副作用，而且可以从根治失眠。

作为一种多疗法的综合治疗方式，它需要根据失眠人的情况结合几种不同的方法同时进行治疗。但不论怎么组合，都会包括睡眠卫生教育、认知重建、睡眠限制、刺激控制、放松练习中的几种或者全部。我们会在这一章节中详细介绍每种方法的具体操作教程，希望每个读者都能找到适合自己的方案。

11.1 建立睡眠卫生习惯

良好的睡眠卫生习惯是 CBT-I 的核心，我们必须要清楚地知道哪些事情对睡眠有利，哪些事情对睡眠不利，才可能在日常生活中时刻注意。因为睡眠质量和情绪之间是相互影响的关系[一]，白天的负面情绪会扰乱睡眠，而睡眠不足会增加第二天负面的情绪体验。良好的睡眠卫生习惯涉及睡眠卫生的众多方面，比如饮食、运动和睡眠环境等。最基本的包括减少和缓解生活中的压力，固定入睡和起床的时间，夜晚减少接触蓝光，作息时间与太阳同步，避免咖啡和酒精等物质的过量摄入。

〇 Insomnia and Emotion Regulation : Recent Findings and Suggestions for Treatment. Cerolini S, Ballesio A, Lombardo C. Journal of Sleep Disorder Management, 2015 （1）: 001.

在这里我要特别提到"睡眠日志"，也就是简单记录睡眠情况的小日记，它是用于评估一个人的睡眠状况的重要工具，用于跟踪睡眠、监测睡眠习惯和记录睡眠问题。在欧美，睡眠医生经常要求睡眠障碍患者写睡眠日志，即便没有医嘱，在意睡眠的人也可自行记录。通过记录总睡眠时间、入睡时间、咖啡因和烟酒的摄入量、运动、睡眠环境、睡眠卫生等因素，可以发现习惯和睡眠的关联。睡眠记录还可以帮助人们识别睡眠中断和其他可能影响睡眠质量的因素。比如我自己若喝一口酒，当天晚上就很容易夜醒。

了解影响睡眠的习惯的细节有助于解释睡眠问题。对于医生或睡眠治疗师来说，睡眠日记也是研究病史的好工具，比问诊的回忆更可靠和有用。由于其简单、低成本和对睡眠习惯的长期和广泛记录，即便和睡眠运动记录仪、睡眠多导图等专业手段相比，睡眠日记仍然是专业医学问诊中评估睡眠的重要组成部分。

"睡眠日志"的主要内容

睡前记录今日情况：

- 咖啡因：每次大概摄入多少毫克，每次饮用的时间
- 酒精：摄入量、多少度、饮用时间
- 白天打盹：入睡时间、时长
- 运动量：运动类型、强度、开始时间、时长
- 白天困意：完全不困、有一点困、很困、忍不住睡着了

几次

- 是否服用药物、维生素、营养补剂

- 是否吃夜宵？晚饭吃得太饱或睡前太饿？

- 是否执行了睡前程序？（洗澡、护肤、梳头、读书、冥想等）

早上睡醒后记录：

- 睡醒后感觉如何：精神焕发，还是疲惫不堪

- 入睡时间、睡醒时间、大概躺了多久才睡着

- 半夜醒来的次数和时长、是否被外界因素干扰而惊醒、醒来后有没有做什么

- 入睡前是否服用药物，服用什么药物，服用药物的剂量

11.2 如何克服头脑里那些阻碍睡眠的"魔鬼想法"

失眠者会尤为担心睡不着，而且会产生很多关于睡眠的消极想法，比如很多失眠的人特别害怕晚上睡觉，还没有睡就已经害怕失眠了。这些想法会导致失眠更加严重。失眠者需要改变先前因为睡不着的消极经历而对睡眠产生的消极想法。

有很多关于睡眠的错误认知都是在我们的大脑中自然形成的。关于睡眠的常见错误认知可分为 5 类，认知重构就是将这些消极的想法转变为更具建设性的想法。

（1）对于失眠的焦虑和灾难性思维

这些想法中的大部分都是基于大脑夸大的部分事实。诸如，"我已经没有正常入睡的能力了""总睡不着我就会越来越丑""失眠会造成严重的健康问题"。但其实，对于大部分人来说，失眠只是暂时的，虽然它可能影响身体健康，比如慢性疼痛、肠胃不适等，但是失眠并不一定会带来这些问题，人们往往会在夜间入睡前放大焦虑。其实能这样想"即使昨天晚上没睡好，今天也不会影响什么"或"我相信身体的自然调整能力，昨晚没睡好，今晚肯定能睡好"会更好。

（2）对睡眠时间的不当期望

例如，"我必须在 11 点睡着""我今晚必须睡 8 个小时……糟糕，我现在只能睡 5 个小时了"。一两个晚上睡少了不会怎么样，况且 8 小时也不是一个目标值，我们的身体适应性很强，调整回正常状态也需要一个过程。

（3）对于失眠后果的担心

例如，"今晚要是睡不好，明天肯定无法完成工作""白天工作上出了问题被批评，都是因为没睡好""昨天失眠都是因为没有睡前听相声 / 故事 / 音乐"。我们了解失眠的后果是为了提高睡眠意识，如果已经发生失眠现象就不要过度想严重后果，而是该想如何让自己拥有健康的睡眠习惯。

（4）避免过度关注失眠并试图努力入睡

当我们更加努力时，我们在大多数事情上都会做得更好，但睡眠是一个例外。越努力越睡不着，越睡不着越努力……脑子就会琢磨"我怎么总是睡不着，我该怎么睡着呢"。睡眠和努力并不是朋友，忘记睡眠，分散自己的注意力，才能真的睡着。你可以尝试冥想和正念法，减少你对睡不着的恐慌。

（5）不吃安眠药就睡不着

长期失眠的人很容易依赖安眠药，一旦停药就容易失眠反弹，这就会使人更加从心理上依赖药物，也是可以理解的。同时这也是一种恶性循环培养出的无助感，但其实我们是可以摆脱药物的。很多研究发现，在失眠急性期使用药物的同时配合 CBT-I 的训练，改善效果会大大增强，还可以逐渐帮助患者停止使用药物。在不用药物的时候，CBT-I 的练习不仅可以帮助失眠者恢复正常睡眠，还可减少失眠的复发。

上面提及的几个消极想法是最常见的，不论是短期的还是长期的。很多想法被自己加工得过度夸张，当我们对入睡感到恐惧，对睡觉这事失去控制的时候，这些被夸大的、错误的想法和信念占据了主导。下面有一个解决的小方法。

当你发现自己思绪沸腾，睡不着的时候，拿出笔和纸，把此时此刻大脑中的念头写下来，对，就是写下来，别的什么都不用想。

第二天，选择一个想法，看看支持它的实际证据是什么。你可以把证据和有变化的想法都写下来。这时候你可能会发现一些你的想法不准确的地方。

你可以连续记录一段时间。

找心情好的一天开始挑战自己的这些念头吧。根据你的知识和经验，思考这些想法的准确性如何，有没有更有好的替代思维？

接下来，如果我们用认知行为疗法的思维解构法来重新梳理自己的念头，挑战先前预设的想法，就可能改变自己的消极思维。

假设你在纸上写下："如果我今天不早点睡觉，明天一定会是一场灾难。"

支持你这么想的证据可能是：在睡得很糟糕的日子里，人的情绪会变差，也会更烦躁。经过一个失眠的夜晚后，面对第二天的工作时反应会有些迟钝。

反对的证据：我没有想出真的令我一天都过不下去的情况。有的时候我睡得比今晚还少，对第二天的工作和生活也没什么实质影响，它也没有像我担心得那样糟糕。

总结后得出更准确的想法：如果我今晚睡得不好，明天可能会有些没精神。我已经有过很多个糟糕的夜晚让我担心第二天，但到目前为止还没有灾难发生。根据过去的经验，即使我没有达到最佳状态，第二天仍然可以正常工作，大不了第二天回家早点睡就行了。

这样想，下次再遇到类似的夜晚，自己就不会纠结于睡不着，也不会再出现无谓的担心和恐慌了，在大脑没有负担的情况下，反而可以更快地入睡。

以上就是一个完整的梳理念头、重构认知的过程。它可以被应用于无数的场景中。大多数失眠的人，特别擅长在脑海中编造故事。但是通过认识和审视这些故事，我们可以重塑我们对失眠的反应方式。随着时间的推移，这种重塑的确可以成为修复睡眠障碍的重要一步。

这样的重构认知的方法在心理学领域被广泛使用，目的是更有效地从根本上解决心理问题。在上面的例子里，我们对你的想法、感受、行为三个方面进行了干预，而这三个方面恰恰就是认知行为疗法的核心要素。因此，失眠的人通过反复的练习和自我教育，可逐渐减少对失眠的焦虑。

11.3 "刺激控制"法

"刺激控制"就是减少干扰因素，通过行为训练，在卧室的床和睡个好觉之间建立起稳定的联系，形成"床 = 睡觉"的条件反射。它适用于那些躺在床上迟迟无法入睡的人。

1）设置固定的就寝和起床时间，每天都一样，周末不要睡懒觉，这将有助于加强调节睡眠和觉醒的生物钟。

2）避免在床上阅读、看电视、玩手机或做任何其他事情。

3）仅在困倦时才躺上床睡觉，如果躺下去20分钟仍旧无法入睡，就起床做些别的事，但不要做让自己兴奋的事，进行一些放松且可以增加睡意的活动，如看书、冥想，直到感觉有睡意再返回卧室睡觉。

4）区分疲劳和困倦很重要。疲劳是一种身体或精神上的低能量状态，困倦是一种必须努力才能保持清醒的状态。在看电视或坐车时服用药物会导致困倦。失眠的人在就寝时常常感到疲劳但不困。

通过这样反复训练，把睡觉的床和良好的睡眠配对，而不是把床和觉醒配对。经过训练，我们的大脑学会把床当成无条件的刺激物，在接触到床时，就会自动产生生理反应，自然诱发出困意了。

同时这种刺激控制训练，也可以打破烦躁、焦虑的不良情绪和床之间的错误链接的反射，因为在慢性失眠的人群中，在床上辗转反侧会让一个人对床、对卧室感到沮丧，他们对一切和睡眠有关的事物感到害怕，并把睡不着与卧室做了负面关联。甚至一见到床，那种担心睡不着、睡不好的紧张、焦虑、烦躁的情绪马上出现。睡不着时及时离开床，有助于减少这种错误条件反射的建立。这就是刺激控制能够改善失眠的原理。

有些失眠的人还养成了在卧室里吃饭、看电视或使用手机和电脑的不良习惯，这些行为将卧室与使睡眠更加困难的习惯联系起来。刺激控制可切断这些关联，将卧室重新打造为可以使人内心宁静、适合睡眠的场所。

11.4 "睡眠限制"

"睡眠限制"就是强制自己只在固定时间段睡觉。这样可以提高该时间段的睡眠效率，之后再去增加睡眠时长。通过这种故意压缩时间造成睡眠不足的训练方法，可以非常有效地解决睡眠中途容易醒来且睡不着的问题。

正常来讲，我们在白天积累的疲劳应该在晚上通过睡眠一次性释放掉，就像是一个被深度按压的弹簧，压力全部释放弹开。但如果压力不够，或者弹簧本身出了问题，就会出现失眠者遇到的在床上躺着的时间里，很大一部分是醒着的，没有足够的压力去释放。睡眠限制是通过挤压疲劳，限制上床时间，把疲劳感一次性挤压得越多，到了床上释放压力就越充分，睡得就会越好。

既然要提高睡眠效率，那什么是睡眠效率呢？睡眠效率 = 实际睡眠时间 / 卧床时间 ×100%。如果你 23：00 上床，23：30 睡着，第二天 7：30 醒来，总共卧床了 8 小时，睡眠时间是 7.5 小时，那么你的睡眠效率 =7.5/8 × 100%=93.75%。一般睡得好的人，睡眠效率在 85% 以上。失眠和有睡眠障碍的人肯定是达不到了。

初期，提高睡眠效率比延长睡眠时间更重要，具体怎么做呢？

初期，使卧床时间和实际睡眠时间保持一致，最初卧床时间通常是过去一周平均每晚总睡眠时长，但是卧床时间不应少于5.5小时，即使是过去每晚睡眠少于5.5小时的人。假设一个人晚上23∶00睡觉，早上8∶00起床，但每晚实际睡眠时间只有6小时。因此在疗法初期，此人只应在床上躺6小时，不可以提前上床或推迟起床。例如，晚上23∶00睡到早上5∶00，或者24∶00睡到早上6∶00，最多给自己5分钟的入睡时间，提前5分钟上床。

通常，人们在睡眠限制一周后，睡眠质量会显著改善，但他们也会明显感觉到睡眠不足。在这种情况下，下一步是逐渐将卧床时间延长15～30分钟。

在考虑进行下一次延长卧床时间之前，现有的卧床时间至少要实践一周。

何时延长卧床时间取决于现有的睡眠效率。如果这周平均睡眠效率在85%以上，那么就延长卧床时间15～30分钟。如果低于80%，则卧床时间需要回调15～30分钟，但总时间仍不低于5.5小时。如果在80%～85%，那就保持目前的卧床时间。最好咨询你的治疗师，请他辅助你完成治疗。

在这个过程中，你的睡眠会逐步变得更加完整、深沉，"睡眠限制"可以一直持续到达成你的睡眠目标。在此之后你将不再需要进一步延长时间，因为你在晚上获得的睡眠量已经可以保证你拥有最佳的日间状态了。

还有要记得避免日间打盹小睡或者躺在床上，这一点非常重要。

因为调整初期会造成睡眠不足，因此尽量避免白天坐太久，尤其需要警惕或避免在工作或日常生活中发生严重事故。对于长途车司机、出租车司机、空中交通管制员、重型机械操作员或者一些流水线作业者，这个方法就不太适用。我也不建议患有某些可能因失眠而恶化的疾病的人使用这个方法。

这种睡眠不足的治疗模式一开始会让你更加疲倦，但可以帮助你更快入睡并减少夜间醒来的次数，这对于建立稳定的睡眠模式是极其有帮助的。随着睡眠中断的减少，卧床时间慢慢增加，一点点改善失眠状况。

11.5　放松练习

睡不着、睡不好，很大程度都是由压力和心理问题造成的。在当今的互联网化社会，过多的刺激充斥着我们的大脑，以致大部分人都处于严重的焦躁中。因此有睡眠问题的人，最需要的是掌握压力缓解之术。

放松练习有不同的难易度，适应不同人群，从简单的呼吸到稍微复杂的冥想，都是可以自行学习并掌握的。放松练习非常有效，因为它可以训练并增强大脑对神经系统的控制，减少焦虑，缓解紧张等情绪，使自己放松下来，提高睡眠质量。

具体的方法有呼吸放松练习、渐进式肌肉放松（PMR）、瑜伽放松、放松反应法、冥想和正念。下面我们就详细教授大家一些基本的方法。

（1）呼吸放松练习

通过呼吸感受躯体紧张、气流进出以达到放松状态。正确的呼吸放松练习是所有失眠放松疗法的基础，也是排解情绪问题的根治之术。失眠的认知行为疗法中会教许多不同的呼吸练习，这些练习通常涉及缓慢深呼吸。研究表明，专注呼吸可以减慢心率和呼吸，并减少焦虑、愤怒和抑郁的感觉。我们日常的呼吸方式主要有胸式和腹式，这里我主要讲讲最有效的腹式呼吸。

找到一个安静的地方坐下或者平躺。如果坐下，双脚平放在地面，身体轻轻地靠在椅背上；如果平躺，双脚微微分开。

闭上眼睛，自然呼吸，此时将注意力集中在呼吸上。

为了更好地找到腹式呼吸的感觉，请把一手轻放在胸口，一手轻放在腹部。

鼻子吸，鼻子呼，也可以嘴巴呼。腹式呼吸是把气吸入肚子里，随着吸气，腹部隆起，肚子上的那只手会明显感觉到被吸入的气顶开，而胸口的手在理想情况下是应该不动的。

慢慢地均匀地把呼吸拉长，慢吸慢呼，吸气慢数 3 下，基本到你吸不动为止。再慢慢地均匀地把气吐出去，让腹部一点点变平坦。吸气的时候可以仔细去感受气体在鼻腔流动的感觉，感受腹部产生的运动，用耳朵专心地听呼吸的声音有没有变化。

重复一呼一吸，可以从做 10 个呼吸开始，慢慢变成一次做 5 分钟、10 分钟。

多练习几次之后，你便会找到一种舒适的节奏，保持这种节奏。

在呼吸的中间，思绪很容易游走，这也很正常。把注意力重新拉回到呼吸这件事上就可以了。

（2）渐进式肌肉放松

1938 年美国心理学家 Jacobson 最早提出了"肌肉放松"的概念，他认为"焦虑的头脑无法存在于放松的身体中"。也就是说我们的身体会随大脑一起紧张。因此，他研发出了一套涉及全身 30 多个肌肉群的放松训练，通过放松肌肉来放松大脑。之后由多位心理学家改编，减少到了 16 个肌肉群，成了我们现在常常使用的肌肉放松训练。肌肉放松训练通过反复收紧放松肌肉群，达到深层放松。

美国 20 世纪七八十年代的很多心理学家都对这一放松训练的临床效果做过研究，结论是：持续的肌肉放松训练对缓解多种心理症状都有效果。1993 年，心理学家分析了之前研究的 1600

多名患者后，发现他们在练习肌肉放松训练一段时间后，不但心理症状得到了缓解，血压也降低了。

PMR 通常是先从身体的上半部分的肌肉开始，按照头臂部、头部、躯干部、腿部的顺序，进行先紧张后放松的练习，放松完一个部位再放松下一个。这样练习有两个好处：第一，让紧张的肌肉松弛下来，精神也会随之放松；第二，增加我们对肌肉松紧程度的敏感度，因为精神紧张会使很多肌肉不知不觉紧张，长时间就会造成腰酸、背痛等症状，肌肉松弛法能帮助我们敏感地觉察到肌肉的状态，经由练习也让肌肉处于放松状态。

准备：找一个安静的地方让自己舒适地坐在一个有靠背的椅子上，双脚平放在地面上，双手放在大腿上，如果戴着眼镜，就摘下来。或者平躺在床上，头下和膝盖下方各垫上一个枕头。做之前先轻轻地闭上眼睛，去体会一下身体的感觉，知道身体的哪些部位紧张，在练习时可以着重放松这些部位。

深吸一口气到腹部，然后慢慢地呼出。鼻吸口呼，做 3 次。你呼气时，要想象你全身的紧张感开始消失。

吸气时先攥紧左拳头，坚持 7～10 秒，然后放开 15～20 秒。以同样的时间间隔调动其他的肌肉群。全神贯注地体会手部和小臂肌肉全部力量收紧的感觉，放松时让手部完全松下去、沉下去，体会完全放松手部和小臂肌肉的感觉。

吸气抬起左前臂向肩膀处靠近以拉紧大臂内侧肌肉，坚持 7~10 秒后吐气放松。

重复步骤 2~3 放松右臂。

尽你所能抬高眉毛以拉紧前额的肌肉，坚持 7~10 秒后放松。放松时，想象你前额的肌肉变得平滑而柔软。

紧闭双眼以拉紧眼周的肌肉，坚持 7~10 秒后放松。想象深度放松的感觉，从眼周扩散开。

张大嘴伸展颚部周围的肌肉以拉紧颚部，坚持 7~10 秒后放松。嘴唇分开，让颚部松垮下来。

吸气，头向后仰以拉紧脖子后面的肌肉，就像你要用头部去触及背部一样（动作要轻，以免受伤）。只集中拉伸脖子的肌肉，坚持 7~10 秒，吐气放松。（因为该位置经常处于紧绷状态，所以做两次拉紧 - 放松的活动是有好处的。）

做几次深呼吸，从而使你的头不再发沉。

吸气，抬高肩膀，就像你要用肩膀去触摸耳朵一样，不要耸肩。坚持 7~10 秒，吐气，然后放松。

吸气，向后拉伸肩胛，把胸推出去，就像你要使左右肩胛接触。让你肩胛保持紧张 7~10 秒，吐气，然后放松。因为该处经常处于紧张状态，你可以重复进行两次收紧 - 放松的活动。

深呼吸，把胸部和腹部肌肉向外推出，把胸部和肚子看作一个充满气的气球，胸部和腹部肌肉向外撑开。坚持 7~10 秒，然后慢慢地呼气。想象在呼气的过程中，胸部所有的紧张感都消失。

挤压你大腿上的肌肉一直往下到膝盖。如果是坐姿，可能需要把自己从椅子上向上推起来一点，同时臀部肌肉也会被拉紧。坚持7～10秒，然后慢慢地呼气放松。感觉你的大腿肌肉变得平滑，并且得到了彻底的放松。

把臀部肌肉向中间挤，从而拉紧臀部的肌肉。坚持7～10秒后慢慢地呼气。想象臀部的肌肉变得平滑而柔软。

把左脚趾向上翘，伸直左腿，感受到小腿肌肉的拉紧。坚持7～10秒后呼气放松。

同样动作再做一遍放松右腿。

向下弯曲脚趾，用脚趾抓地，脚背上肌肉被拉紧。坚持7～10秒后呼气放松。

每个动作可以连续做两遍，完成后，感觉一下自己的身体有没有任何残留的紧张感。如果在某些地方还有紧张感，对那组肌肉重复放松一或两次。

做完以后，你会感受到一股放松感慢慢遍及你的全身，从头部开始向下直到你的脚趾，逐渐渗透到每块肌肉。记住这种放松的感觉，在白天带着这种感觉。

（3）瑜伽放松

瑜伽这项运动的特殊性是其他运动很难替代的，特别是对于失眠的、日间久坐的、身体酸痛的、无法释放紧张感的人。瑜伽时间可以是早晨或者晚上，你可以选择在家自己跟着视频做，或者去瑜伽馆获得专业的引导和更多伙伴的陪伴。

在家里为自己创造一个私人空间，它可以很小，但它应该是安静的、干净的、简单的、特别的，专为瑜伽而设，不受干扰，利于理清思绪和集中注意力。如果是初学者，从简单的动作、较短的时间开始，从 5 分钟的训练，逐渐增加到 15 ~ 20 分钟。专注于你的身体和呼吸，放松并慢慢来。

我在此推荐几个非常好的初学者动作。

1）猫牛。跪在地板上，双手放在面前的地板上。双手分开与肩同宽，膝盖在臀部正下方。深吸气，同时弯曲下背部并抬起头，像"牛"一样向上延展脊椎。深呼气，收腹，像"猫"一样拱起背部脊椎，大致呈一个弧形。

2）眼镜蛇。俯卧在地板上，保持双腿伸直。双手掌心向下，放于胸的两侧。吸气，抬起头、肩膀和上背部。收紧你的核心以帮助支撑你的背部。然后呼气，慢慢回到原始姿势。

3）人面狮身式。俯卧，双手手肘撑地。吸气，延展脊柱。呼气，收紧核心，胸腔离地。配合呼吸，停留 1 ~ 2 分钟。

4）坐立脊柱扭转。首先坐在地板上，双腿伸直，将你的手放在身后的地板上，手指背向你。将左腿曲起，左脚平放在右膝外侧的地面上。吸气并抬起右臂。呼气并将右臂向下拉，将肘部放在左腿外侧。将胸部、头部转向左侧。保持这个姿势大约一分钟。然后慢慢地回到原始姿势。

5）针眼式。仰卧，双腿屈膝抬起。将右脚放在左大腿上。双手环抱左小腿前侧。呼气，收紧核心，腰背贴地。停留一阵儿，换另外一侧。

每天做一些简单的伸展运动，形成习惯，必将帮助你获得更好的放松和睡眠效果。

（4）放松反应法

赫伯特·本森（Herbert Benson）博士是哈佛医学院身心医学研究所的创始人，作为"解压大神"，他发明了一套放松反应的练习，特别简单。

默念一段话或者重复一个简单的动作。

在默念的过程中，若你发现走神了，再回到第一个步骤。

这其实就是冥想在做的事情。为了达到很好的效果，你需要找到让自己舒服的那件事或那句话。可以是你特别想对自己说的一句话，比如"我今天很幸福"，或者你崇拜的人说的一句话，又或者是某些简短的祷告词。甚至是发出嗡鸣声，又或者是一两个单词（例如"放松"或"和平"）或短语（例如"安静地呼吸，释放紧张感"）。你也可以尝试做一件事情，冥想、祈祷、自我暗示、慢跑、游泳、太极、瑜伽其实都是简单重复性动作。当把注意力集中到一个想法、动作或者声音时我们就更容易专注于当下，抛弃杂念。

在这个过程中很容易走神，我们需要耐心地把注意力拉回到这件事或者这句话中，不断重复"走神，拉回来，走神，再拉回来"的过程。这一过程其实就实现了放松。不要纠结于有没有效果，专注是最重要的。

（5）冥想和正念

冥想是一种意识调整方法，是一种将专注力、意识集中在特定对象和思想上的练习，以达到情绪平静稳定、思绪清晰的自我调节目的。冥想已经被练习了数千年，如今，冥想通常用于放松、减轻压力，缓解焦虑、抑郁和疼痛，并增强个人与社会的平稳、感知，建立自我意识和幸福感。

正念是冥想的一种方式，是在没有评判的情况下有意识地将注意力集中在当下的技能。在西方文化中更多作为一种身心互补的医学被应用。正念源于一种叫作"内观"的禅修实践，这个词可以理解为"以特殊的方式看待"。鉴于正念的潜在健康益处，自 20 世纪 70 年代被科学家们研究以来，临床心理学已经开发了许多基于正念的治疗方法，越来越多的医生将其应用于行为医学。

随着移动互联网、社交媒体的崛起，手机 APP 里小红点不断地弹出，我们的大脑会经常处在一种不知方向的自动驾驶状态，我们很难专注在我们应该专注的地方。每时每刻，我们的思绪都会脱离我们正在做的事情，而过度活跃在过去或者未来的事务中。比如现在，你正在阅读这句话，很有可能你脑子在想工作、家庭、情感的琐事，或者是等一下吃什么，惦记着手机里的信息，等等，这些游离的思绪都是引发一个人焦虑、压力大、睡不好、抑郁的潜在根源。但不对抗过去，不担忧未来，说起来容易，做起来难。人类天然就会为过去耿耿于怀，为未来惴惴不安。

健康睡眠的一个关键组成部分是自我可控的压力和身体全天平衡的状态。人们开始借助正念练习锻炼思维，切断错误关联，帮助自己拉开和头脑中思绪的距离，为自己的心灵搭建一个长期可靠的庇护所。它所创造的这种"松弛反应"经医学界验证是具有神奇的实际效果的。

近些年，有很多科学家对正念冥想做了大量研究。正念练习涉及维持对当下体验的关注，以及在注意力消失时将注意力切换回当下体验[⊖]。它的系统训练会引起注意力、意识和情感的改变[⊖]。通过增强正念和加强注意力，消除情绪刺激对心理健康的影响。《美国医学会杂志》（JAMA）几年前发表了一项关于正念和改善睡眠质量的研究。在六周的时间里，每天进行 10 ~ 30 分钟的正念冥想的参与者，都通过唤起放松反应的技巧改善了他们的睡眠习惯，白天的疲劳感也减少。还有很多研究发现进行高质量的正念冥想时，会发生各种生理变化。这些变化会通过影响身体的特定过程来启动睡眠。

正念冥想通过生理技术使体内发生深刻和长远的转变。练

⊖ Mindfulness：A proposed operational definition. Bishop S R, Lau M, Shapiro S, et al. Clinical Psychology：Science and Practice，2004，11（3）：230-241.

⊖ The Neurobiology of Mindfulness. Treadway M T, Lazar S W. Clinical Handbook of Mindfulness, 2009：45-57.

习的过程是将身体从压力状态转变为充满平静、安全和存在感的状态。在理想情况下，建议每天练习两次，一次 20 分钟的冥想，最好是早上一次，睡前一次。当然，即使每天只有八分钟的冥想也能带来巨大的健康益处。

正念，作为一种训练思维的技术，它帮助我们习得"不在过去也不在未来，只在当下"的心智状态。通过五种物理感官（触觉、视觉、听觉、嗅觉和味觉）呈现出来的事实培养一种叫作"赤裸裸的注意力"（bare attention）的东西，这种注意力的培养教会了我们如何控制注意力，**如何将注意力集中在特定的对象上，从而消除干扰和压力，保持专心，改变错误的思维方式。这恰恰对于由压力而导致的失眠有效。**除了失眠，还能提升工作效率，缓和脾气，减轻焦虑、抑郁、身体疼痛。核心是**通过训练大脑全新的思维模式，打破行为惯性和思维定式，从而消除长期失眠的心理暗示。**

大量研究发现，正念或冥想从业者的大脑结构和活动异于常人，正念或冥想经验越多，某些特定大脑区域就越厚，这些区域会影响注意力、接受感和感觉[一]。同时，大脑中负责分散注意力和处理情绪的区域更加活跃，说明情绪调节能力增强了[二]。而且，

[一] Meditation experience is associated with increased cortical thickness. Lazar S W, Kerr C E, Wasserman K H, et al. Neuroreport, 2006, 16（17）: 1893-1897.

[二] Differential engagement of anterior cingulate and adjacent medial frontal cortex in adept meditators and non-meditators. Britta K.Hölzel, et al. Neuroscience Letters, 2007, 421（1）: 16-21.

在冥想期间，这些重要的大脑区域活跃时其灰质浓度更高[○]。

简单说，正念训练主要帮助我们锻炼三个思维能力：

第一，集中注意力。

第二，情绪调节。

第三，开放与好奇。

正念作为一种放松技术，可以使身心平静，在就寝之前进行冥想可通过增强整体镇静作用来减少失眠和睡眠障碍，帮助你更好地入睡。

具体怎么操作呢？对于刚刚开始接触正念冥想的人，先找一个可以引导你的语音或视频。睡前从 5～10 分钟的冥想开始，随着练习的进阶，将时间慢慢增至 20～30 分钟，慢慢学习如何使头脑平静。

有学者建议白天练习正念，理想情况下练习 20 分钟，这样做的目的是产生一种反射，使人在全天更放松，以便在夜晚更容易唤起放松反应。

方法一：正念呼吸疗法

这是正念最经典的一个练习。请参考前面放松练习里提到的"呼吸放松练习"，它其实就是来自正念呼吸。

○ Investigation of mindfulness meditation practitioners with voxel-based morphometry. Britta K.Hölzel, et al. Social Cognitive and Affective Neuroscience, 2008, 3（1）: 55-61.

方法二：身体扫描

准备：找一个安静、不被打扰的地方，让自己舒适地坐在一个有靠背的椅子上，双脚平放在地面上，双手放在大腿上，如果戴着眼镜，就摘下来。或者平躺在床上，头下和膝盖下方各垫上一个枕头。

闭上眼睛，自然呼吸。将注意力集中在呼吸上。

慢慢地均匀地把呼吸拉长，慢吸慢呼，吸气慢数 3 下，暂停 1 下，再慢慢数 4 下全部吐出。再这样一直匀速呼吸。

呼吸时进行身体扫描，从头顶开始一直到脚。身体扫描做什么呢？比如，你可以把全部注意力转移到你的脚趾上，感觉你的呼吸可以进入脚趾，细细感受此刻脚趾什么感觉，稍微动一动脚趾，看看有什么变化，痒？滑滑的？干燥的？紧张？等等。

扫描的过程就是在释放压力。

你的思绪时不时地飘远是正常和自然的。当它发生时，回到你的呼吸就好，继续扫描。

结束时，慢慢地回到你周围的环境中，体会你身体放松的感受。这个练习也可以跟随着语音引导完成。

方法三：正念品尝葡萄干

乔·卡巴 - 金（Jon Kabat-Zinn）博士作为正念减压疗法的创始人，在他的"正念减压"课程（MBSR）练习中引入了一个著名练习——"正念品尝葡萄干"，就是用正念的方式品尝和食用葡萄干。

准备4粒葡萄干（也可以是其他切成小块的水果），并坐在一个不被打扰的环境里。做几次深呼吸，让自己平静下来。

首先拿起一粒葡萄干，把它放在手里观察它，仿佛自己从来没有见过这个物体。

观察这粒葡萄干，看它的每一个细节，大小、颜色、质地、褶皱、凸起等。

闭上眼睛触摸它，用手指感受它的质地。

闻，注意在你闻味的时候，身体是否产生任何有趣的感觉。放入口中，但不要咀嚼，用舌头感受它在嘴里面的感觉。

品尝，充分感受每一口的变化，体会随着你每一次的咀嚼所产生的味道的变化；留意每个当下，是嘴巴的哪个部位在做咀嚼的动作。让自己有充分时间感受它的美味。

吞咽，看看自己能不能在第一时间觉察到吞咽意向，感受它从口腔进入咽道后，有什么感觉。

用相同的方法品尝剩下的3粒，看看每一粒有什么不一样。

结束时，带着觉知呼吸几次。

完成后体会一下，这次全神贯注的品尝练习后，全身有什么感觉？

感受吃葡萄干的整个过程，就是在帮助人建立一种以"大脑空白状态"体验第一次的感觉。完成这个练习后，我们可以开始有意地把吃葡萄干的方式应用于日常生活，比如每天用正念的方式做一件日常的事情，你可以在一段时间里选择一件事情来练习：刷牙、喝水、洗手、走路……尽可能地用全新的、每时每刻的、非评价的觉察去体验。如果我们把这样的方式拓展到生活的其他方面，去感受各种曾被忽视的细节，你将会发现神奇的变化。

11.6 焦虑对抗方法

自从开始研究睡眠，我发现绝大部分正在经历失眠、经历睡不踏实、经历早醒的人的内心是焦虑的，他们的压力是无法排解的，对于现状是不满的，对于变化无从适应，对于未来的不确定感使其惶恐、惴惴不安。学区房、投资、教育、情感、养老、疾病、失业、人际交往、环境、疫情……每一个词条都是前行道路上背负着沉重的十字架。

换句话说，焦虑使得他们无法获得幸福感。

心理学实验指出，当一个人基本的生活必要条件具备时，他的幸福感和有没有钱就没有什么关系了。我们身边有很多高收入人群依然焦虑，失眠的情况甚至更为严重。但也有许多收入水平不高的人，每天快乐富足，所以焦虑与否看个人。

为了戒掉无意识的焦虑感，下面我要介绍一些非常行之有效的日常减压策略。

（1）写日志或者自由书写

写日志对于压力大、负面情绪繁多、思维不敏捷、无法专注、失眠的人来讲就是解压神器。记日志是我们小时候常常做的一件事，大家也很熟悉了。它可以是当日的情绪状态、复杂的心理活动，也可以是工作、学习、生活里遇到的开心的、愤怒的、委屈的、不安的、后悔的事情，还可以是你的社交状况。总之就是把你脑子里的东西转移到纸面上或者电脑文档里。

自由书写和记日志有些不同。日志记录的基本是已经发生的事或者未来计划要做的事情。在自由书写里面，你可以随心所欲、天马行空地写任何内容。它可以是命题书写，可以是半命题书写，还可以是自问自答。比如你的梦想、你的小时候、你周围的人、你的梦境、你想跟某些人说的某些话、你的灵感，甚至你杜撰的一个场景、一个故事。也许有一天这个习惯让你变成了一个小说家，谁知道呢。写作过程中遵循不要编辑、不要回读、不要删除、不要考虑读者这几个要点，这才是自由书写。

作为解压神器，写日志和自由书写的好处是清空大脑内存，释放心理压力，把情绪化的过程记录下来，看清头脑中的想法，疗愈自我。在日记里，你慢慢开始和自己对话，或者辩证地像第三人一样观察自己，你可能会意识到自己的消极情绪的由来；做哪些事情、见哪些人会让自己快乐；洞察到每天的生活其实是乏味的，不是自己追求的，想想可以做些什么去改变。总之时间长了，这一习惯会带给你惊人的变化。当你能够掌控自我，清晰地洞察自己的想法、情绪和行为，以及可以做哪些改变的时候，你就离幸福很近很近了，甚至可以说是拿到了通向快乐人生、睡眠自由的超级密钥。

（2）感恩练习／快乐练习

科学研究发现，感恩练习有助于提升幸福感、减少焦虑、心情开朗，让你与家人、朋友的关系更加紧密。具体怎么做呢？每天睡觉前写下三件（当然越多越好）让你开心或者值得感恩的事情，事情可大可小，比如上班路上惊喜地发现了一片野花丛；食堂阿姨做了我最爱的番茄炒鸡蛋；小哥哥说我的裙子很漂亮；昨天我早睡了 20 分钟；今天学习了新的技能等。可能在开始时，你一件事情都想不出来，但也要努力写出一件。有很多人发现久而久之，这个练习让他们越来越有睡前的满足感和幸福感，对他人和自我情绪的觉察更加敏锐，甚至变成了永久的习惯。你也可以和家人一起做这个练习，如果是那些想对他们表达感恩的话，最好尝试开口告诉他们。

（3）把必要的活动安排到日程里

社交活动：人是社会动物，需要保持和社会的交集与摩擦，做事情也需要获得来自社会群体的支持。人的幸福感和成就感在很大程度上取决于周围群体的支持与反馈。在每周的开端，给这一周安排见一些不同的朋友，聊聊工作生活的近况和未来的规划，可以是吐槽，也可以是寻求帮助。

能让你沉浸的活动： 有的人喜欢逛公园，有的人喜欢徒步、野营，有人喜欢去 KTV 放声歌唱，也有的人只想发呆或者看剧。学习一个新技能，或者运用你熟练的技能获得快感，会让你很容易沉浸进去，这也是忘记烦恼的好方法。不管你做什么，只要能放松下来，彻底地忘记所有烦心事，能让你沉浸在当下的活动是每周至少需要做一次的。

（4）运动

大家都听说过运动会分泌让人开心的多巴胺，同时中高强度有氧运动也会刺激大脑分泌脑源性神经营养因子，同时还会提升各种代谢系统让其保持最佳状态。每天能做 30 分钟以上的有氧运动是最好的，哪怕没有时间也可以去爬楼梯，或者快步走 5 分钟。

找到一个你真正喜欢的、不厌倦的运动是非常有必要的。一件令人高兴的事情，才可能使你长期坚持并形成习惯。虽然许多人推荐跑步，但对于完全提不起兴趣的人来讲，我劝你不要为难自己。还有很多可以尝试的：登山、骑行、游泳、攀岩、瑜伽、普拉提、跆拳道……运动会自然释放情绪、减轻压力，会让你结交到志同道合的朋友，拓宽生活面，改变自我认知。

（5）投入到大自然中

大自然是最好的疗愈，我们可以在一次次和大自然的相处中找到平和与谦卑。在神奇的、壮阔的大自然面前意识到，你所有的困苦、烦恼、苦闷都是微不足道的。就像你在一个贫瘠山顶的石头缝里发现一株冒出新芽的植物，你会不由得感叹生命的力量。

每周找个时间，约上家人或朋友去感受大自然，高山、湖泊、溪流、树林、草甸、雪地……每一种体验都可能让你获得心态上的改变，那就是探索生命、生活中不同的可能性。这种心态让你不再纠结于一句话、一件事、一个人……

（6）不做社会比较

不知道大家有没有发现，自从有了各式各样的社交媒体APP以后，人们开始不断地和网络上的人们作比较，比容貌、比身材、比金钱、比工作、比成功、比小孩、比房子和车子……跟比自己好的比，也跟比自己差的比。大量的心理学研究告诉我们，人类是不具备做理性比较的能力的，人们会启用错误的参照物，那比较的结果也是无意义的。在社交媒体出现之前，人们的比较只限于邻居、同事、同学和朋友，但自从有了APP，人们错误地认为地球上人人是模特、人人住豪宅并开豪车、人人有着自己不具备的成功。这样一来，焦虑自然就产生了。但其实，网络上的很多内容都是虚假的。

（7）热闹≠丰富

工作很忙，见的人很多，约的局很频繁，看上去一天做了很多事情，但是睡觉前仍然会感到空虚和失落，热热闹闹的一天并没有带给你想要的富足感。很多时候把自己浸泡在热闹里可能是出于无奈，可能是出于应酬，可能只是完成了一个程序化的工作……并不是自己实实在在的需求，也不是能够丰富内心、充盈精神、提升自我或者强健身体的事情。肉体和精神没有一样得到了释放和满足，那这样的一天就只是活在了别人的热闹里，没有惊喜，没有成就，并不丰富。一天结束的时候，想再通过刷手机、看视频来继续麻痹自我；睡觉的时候又因为碌碌无为而忧郁，越熬越晚。

你可以每周计划做一些能让自我获得满足感或成就感的事情，比如做一次运动、参加一个活动、看一个展览、学习一个课程等。

（8）整理房间

杂乱的房间可能会让人无意识地烦躁，这是正常的。一定程度的"断舍离"或者整理房间能够使得心中的秩序感重新建立。这也是前面提到的让自己进入沉浸状态的活动之一。

结　语

随着工业革命的开始，人类社会被彻底改变，古代文明的自然属性，被现代文明更频繁和密集的社交属性替代，同时生存环境从以动植物为主的自然，变成了以石头和钢铁为主的人造城市环境。人类的进化速度远远跟不上技术和环境的变化，我们带着原始的基因走入了一个高度现代化的社会，之前让我们能生存下去的有利基因，现在反而成了制造问题的累赘。所以如何在适应这个快速变化社会环境的同时，去调整行为和思想来配合我们的原始基因，是健康的关键。

在现代医学的分类中，睡眠障碍属于心理障碍的一个分支，而精神类疾病大多也是由于原始的行为和思维方式无法适应现代社会而致。睡眠和心理间是双向的关系，会相互影响。随着移动互联网的普及使用，现代社会变成了一个充满干扰的混乱世界，社会压力和认知混乱，对于心理和睡眠带来了极大的冲击，对于我们每一个人都是巨大的挑战。如何在社交媒体泛滥的世界，管理好心理健康，确实是每一个人都要面对的课题。在这里，我推荐一本美国脑科学家写的书《专注：把事情做到极致的艺术》。具备移动互联网功能的智能手机是一个对人的心理有很大负面影响的工具，学会控制并利用好它对于心理和睡眠都有极其重要的意义。

在心理管理之外，保持体育锻炼，才能保证身体机能的正常运转。拥有更好的身体，才有更好的思维。每周 150 分钟以上的有氧运动，是人类最基本的运动需求。同时控制咖啡因，远离酒精、烟草，多亲近阳光，拥抱大自然。不要过度担心失眠，不要与它对抗，专注当下，享受蜕变的过程。我们希望和你一起学习新的健康科学知识，培养科学思维，提高认知。

最后，祝大家都有好的睡眠！健康、快乐地走完人生之旅。